실전에서 바로 적용할 수 있는

임상영어회화

- 외래진료편

저자 : 일본의학영어교육학회

역자 : 윤 덕 미

JN494368

도서출판 메 디 안 북

실전에서 바로 적용할 수 있는

임상영어회화

- 외래진료편

인 쇄 : 2016년 5월 26일

발 행 : 2016년 6월 2일

저 자 : 일본의학영어교육학회

역 자 : 윤 덕 미

발행인 : 김 용 덕

발행처 : 메디안 북

편 집 : 최 수 정

등 록 : 제 25100-2010-51호

주 소 : 서울시 마포구 마포대로 63-8, 1549호(도화동 삼창프라자 빌딩)

전 화 : 02-732-4981

팩 스 : 02-711-4981

홈페이지 : www.mcbooks.co.kr

ISBN : 978-89-93340-52-5 13740

정 가 : 17,000원

머리글

국제화(globalization) 시대가 되었다. 의사 세계도 당연히 그렇게 되었고 각 지역에서 외국인 환자가 진찰 받으러 오는 기회도 증가하고 그에 대응하기 위해 많은 병원에서 안내 게시나 홈페이지에 영어가 병기되게 되었다. 국내학회에서도 [초록이나 발표슬라이드는 영어]를 의무화 하는 학회도 증가하고 있다. 그러나 가장 중요한 것은 의사 자신이 영어회화를 포함한 의학영어 공부를 일생 동안 계속해야 한다는 것이다.

이 책은 외래 진료 현장이나 국제 학회에서 만나는 여러 상황을 상정하고 그에 대응하는 영어표현을 정리한 것이다. 각각의 상황에서 사용하는 중요한 단어를 정리해두어 독자의 편의를 도모하였다. 현장에서 잘 사용하기 바란다.

이 책이 여러분의 영어 활동의 motivation 이 되기를 바랍니다.

2015년 1월 일본 의학영어교육학회 이사장
일본 뇌신경외과 동시통역단 단장
岡山(오꾸야마) 대학대학원 뇌신경 외과 교수
伊達 勳

차 례

Chapter 1 접수 reception

Chapter 2 의료면접 medical interview

Chapter 3 활력징후 vital signs

Chapter 4 신체검사 physical exam

Chapter 6 진단 diagnosis

Chapter 1

접수

reception

환자에게 인사하기

환자가 병원에서 처음 방문하는 곳이 접수처이다. 최근에는 기계로 모든 등록업무가 끝나는 경우도 증가하고 있지만 몸이 불편한 환자에게는 웃으면서 부드럽게 응대해 주어야 한다.

안녕하세요(오전).

Good morning.

안녕하세요(오후).

Good afternoon.

저희 병원에 처음 오셨습니까?

Is this your first visit to this hospital?

Have you visited this hospital before?

[ ]는 가지고 오셨습니까

Do you have [ ] with you?

[ ]의 예 의뢰서 a referral/a letter of referral
진찰권 a hospital card/a hospital registration card/a card issued by this hospital

상급표현 오늘 무슨 과에 오셨나요?
Which department are you visiting?

지난번 내원일 묻기

환자가 초진인지 재진인지에 따라 수속이 달라진다. 초진인지 아닌지 처음에 확실히 물어본다. 우선 초진의 경우 의뢰서를 가지고 왔는지 확인한다.

지난번 언제 내원하셨습니까?
When was your last visit to this hospital?
When were you last examined?

____ 에 오셨었군요.
Our records show you visited us ____ .

지난번의 진찰권 가지고 오셨습니까?
Do you have the hospital card we made for you last time you visited?

____ 의 예 4월 25일 on April 25 6월 in June 작년 last year

상급 표현 지난번 예약은 사정이 있어 오시지 못했군요.
Last time you couldn't make your appointment for some reason, is that correct?

서류에 기입하게 하기

초진 환자는 진료 신청서에 필요사항을 기입해야 한다. 잘못 읽는 것을 피하기 위해 필기체가 아닌 활자체로 쓰도록 하는 것이 좋다.

여기 ① 에 기입해 주세요

Please fill out this ① .

여기 ② 에 전화번호를 적어주세요.

Please enter your ② phone number.

오늘 병원에 온 이유를 적어주세요.

Could you write down the reason for your visit today?

여기에 연락처를 적어주세요.

Please enter your contact information here.

① 의 예 용지 form 진료신청서 pre-registration form
문진표 patient inquiry form 서류 document

② 의 예 자택 home 휴대폰 cellular/mobile phone

어휘 enter 기입하다. fill out 기입하다.

상급표현 주된 증상을 기입해주세요.
In this space, please describe the problem that is bothering you.

이름을 적게 하기

이름이 틀리면 우발적인 사고로 직결된다. 특히 외국인의 이름은 익숙하지 않으므로 확실하게 확인하도록 하자.

이름을 기입해 주세요.

Please write your full name.

이름을 여기에 기입해 주세요.

Please write your name here.

이름의 철자가 어떻게 됩니까?

How do you spell your name?

middle name이 있습니까?

Do you have a middle name?

어휘 spell 철자를 말하다.
middle name 미들네임(이름은 family name/last name)
(또는 first name/given name)

주소를 적게 하기

환자 입장에서 주소는 다르게 생각할 수 있다. 본국의 주소(address in your home country)인지 한국의 주소(address in Korea)인지 확실히 한다.

______ 의 주소를 적어주세요.

Please fill in your ______ address.

주소를 여기에 부탁합니다.

You need to enter your address here.

우편번호부터 적어주세요.

Please start the address with your zip code.

모국의 주소도 기재해 주세요.

Please also provide your home country address.

______ 의 예　자택 home　근무처 work

어휘 zip code 우편번호　enter 기입하다

상급 표현 직장 주소는 어떻게 되세요?
What is your work address?

이름의 발음을 물어보기

외국인의 이름은 익숙하지 않으므로 발음하기 어려운 경우도 있다. 환자의 기분이 상하지 않을 정도로 여러 번 발음해 주도록 요구하는 것도 좋겠다. 또한 적어놓은 철자를 보면서 듣는 것도 파악하기 쉽다.

당신 이름을 어떻게 발음해야 되나요?

How do you pronounce your name?

미안하지만 어떻게 발음해야 되나요?

Sorry, how do you pronounce this?

어느 것이 성입니까?

Which one of these is your family name?

어휘 Pronounce 발음하다.
Family name/last name(first name/given name) 성/이름

연락 방법을 확인하기

특히 긴급한 경우 필요한 연락처를 파악해 두는 것이 중요하다. 일시 체재하는 경우는 체재 중 가장 연락하기 쉬운 호텔, 지인, 친척집, 회사 등을 비롯하여, 본국에 있는 가족의 연락처도 필요하게 된다.

응급시 ＿＿＿ 에 연락하겠습니다

In an emergency, we'll call your ＿＿＿. Is that all right?

그 분과의 관계 및 연락처를 알려주시기 바랍니다.

Could you tell me what your relationship with this person is, and how we can contact him/her?

여기 기재된 분과 어떤 관계이십니까?

Is he/she related to you in any way?

낮에는 어디로 연락하면 될까요?

Can we contact you during the day?

＿＿＿ 의 예 자택 Home 휴대폰 cell phone/mobile phone

어휘 in an emergency 응급시

상급 표현 응급 시에 어느 분께 연락하는 것이 좋습니까?

Who should we contact in an emergency?

Is there anyone we can contact in an emergency?

국적이나 방문국을 묻기

국적이나 방문국에 대한 이력은 진단의 key가 될 수 있다. 반드시 물어보는 것이 중요하다.

어느 나라에서 오셨습니까?

What is your nationality?

Where are you from?

한국에는 ____ 의 목적으로 체재중이십니까 ?

Are you staying in Korea ____ ?

한국 이외에 어느 나라에 다녀오신 적이 있습니까?

Which countries have you visited besides Korea?

____ 의 예 관광 for sightseeing 사업차 on business
휴가 on vacation 유학 to study
친구나 가족을 방문 to visit a friend or family

어휘 nationality 국적 besides... ~외에

대기실로 안내하기

동반자와 함께 오는 경우가 대부분이라고 생각된다. 통역을 대신하는 동반자도 있으므로 영어가 가능한지 아닌지 확인하는 것도 필요하다.

혼자 오셨습니까?

Are you visiting us by yourself?

Did you come here with anyone today?

대기실로 안내하겠습니다.

I'll show you to the waiting room.

같이 오신 분도 함께 오십시오.

Your helper can come, too.

이름을 부를 때까지 여기서 기다리세요.

Please wait here until you're called.

어휘 waiting room 대기실 helper 동반자 turn 순서

상급 표현 여기 앉아서 순서를 기다려 주세요.
Please take a seat over there and wait until you're called.

건강보험 유무에 대해 묻기

건강보험증을 가지고 있는 경우는 그 복사본을 만들어 둔다. 특히 보험으로 가능한 것과 가능하지 않은 것이 있으므로 어떤 보험인지 복사해 두는 것이 중요하다.

______ 에 가입해있습니까?

Do you have ______ ?

보험증을 보여 주실 수 있습니까?

May I see your insurance card?

보험증을 복사하겠습니다.

We need to photocopy your insurance card.

May I photocopy your insurance card?

______ 의 예 건강보험 health insurance
민간보험 private medical insurance
여행자보험 travel insurance

어휘 health insurance certificate 건강보험증
photocopy 복사하다.

상급 표현 무언가 특별한 보험에 가입하셨습니까?
Do you have any specific insurance that covers hospital fees?

건강보험증이 없는 경우

후에 말썽이 되지 않기 위해서도 건강보험증이 없는 경우 금액이 비싸다는 것을 알려줄 필요가 있다. 경제적으로 문제가 되는 환자는 상담이나 원조를 해주는 장소를 알려주는 것도 필요하다.

보험증이 없으면 전액 자기부담이 됩니다.

The fee must be paid in full. Will that be OK?

현금으로 지불하셔야 됩니다만 괜찮으십니까?

The fee is only payable in cash.

We can only accept payment in cash. Will that be all right?

청구서와 영수증 복사가 필요하십니까?

Do you need copies of your bill and receipt?

▭ 복사가 필요하십니까?

Do you need a copy of your ▭ ?

▭ 의 예　청구서 bill　영수증 receipt
진단서 doctor's note

어휘 in full 모든

상급 표현 다음엔 반드시 보험증을 가지고 오십시오.
Please be sure to bring your insurance card with you next time you come.

Chapter 2

의료면접

medical interview

환자를 진찰실로 안내하기

드디어 환자를 진찰실로 들어오게 한다. 환자의 이름을 정확하게 부르도록 하자 또한 본인인지 아닌지 확인하는 문장은 p.16을 참조하기 바란다.

~님 들어오세요.

Mr./Ms..., you can go in now.

Mr./Ms..., please come in.

앉으세요.

Take a seat.

같이 오신 분도 함께 들어오세요.

Your helper can come in, too.

어휘 helper 동반자/같이 오신분/도우미

상급표현 부인께서는 밖에서 기다려주시기 바랍니다.
I must ask your wife to wait outside.

자기소개하기

자신이 누구인지를 환자에게 말하는 것이 자기소개이다. 같은 병원 내에 같은 성을 가진 의사가 있는 경우는 성뿐만 아니라 이름까지 말하는 것이 좋다.

저는 ~라고 합니다.

My name is... .

Hello, I'm Dr... .

저는 ____ 과의 전문의 입니다.

I'm a specialist in ____ .

오늘 ____ 의 외래진료를 담당하고 있습니다.

I'm taking care of ____ outpatients today.

____ 의 예 내과 internal medicine 정형외과 orthopedics
성형외과 pediatrics 피부과 dermatology
정신과 psychiatry

어휘 outpatients 외래(외래병동 outpatients' ward)

환자 확인

진료 시작 전에 본인 확인이 중요하다. 이름이 긴 경우 등은 별칭이나 짧게 불러도 좋은지 물어본다. 또한 과거 수진 병력 등도 물어본다.

환자분 이름은 ~님이시네요 맞습니까?

You are Mr./Ms...., is that correct?

Your name is..., am I correct?

저희 병원에서 진찰 받으신 적이 있습니까?

Is this the first time you have visited this hospital?

Have you been to this hospital before?

Have you visited this hospital before?

상급 표현

자제분 이름은 ~입니까?

Is your boy's/girl's name... ?

재진 환자에게 인사하기

재진 환자에게는 우선 인사 대신 한마디 건넨다. 환자의 기분을 편안하게 하는 효과가 있다.

변화가 없으십니까?

Has anything changed since your last visit?

오랜만입니다.

It's been a while since your last visit.

요즈음 어떠십니까?

How are you feeling?

How have you been feeling lately?

어휘 lately 최근 while 그 동안

상급 표현 전과 달라진 증상이 있습니까?
Do you have any new symptoms?

소개 받은 환자와의 대화

의뢰 받아 오신 환자에 대해서는 우선(다른 병원이나 다른 과) 의뢰 의사가 누구인지 등을 확인하게 된다.

의뢰해주신 ~선생님으로부터 말씀 들었습니다.

I've learned about your condition from Dr...., who referred you to me.

~선생님이나 다른 선생님으로부터 의뢰 받으셨습니까?

Did Dr.... and/or other doctors recommend you visit me?

▬▬ 과의 ~선생님으로부터 소개받으셨군요.

I understand Dr... of the ▬▬ Department referred you to me.

▬▬ 의 예　내과 Internal medicine　정형외과 Orthopedics
소아과 Pediatrics　피부과 Dermatology
정신과 Psychiatry

문진을 시작하기

진찰의 시작은 문진(medical interview)으로부터 한다고 설명한다. 이때 환자가 이야기 하기 편한 분위기를 만드는 것이 중요하다.

몇 가지 질문을 드리려고 합니다.

I'd like to ask you a few questions.

Let me ask you a few things.

어떻게 불편하신 지에 대해 말씀해주시겠습니까?

Can you tell me a little about what's bothering you?

지금부터 진찰 해보겠습니다. 괜찮으겠습니까?

I'd like to examine you now, if I may.

어휘 a few 조금/2–3가지 examine 진찰하다.
if I may 괜찮으시다면

주된 증상을 물어보기

우선 환자의 주된 호소(chief complain), 병원을 방문한 이유를 물어본다. 가능한 한 구체적인 대답을 얻을 수 있도록 질문하는 것이 요령이다.

무엇이 문제이신가요?

What seems to be the problem?

무엇이 가장 불편하십니까?

What's troubling you the most?

Which symptom is bothering you the most?

오늘 무엇 때문에 여기 오셨습니까?

What has brought you here today?

What are the main symptoms?

어휘 bother/trouble 괴롭다. main symptom 주된 증상

식욕 유무에 대해 묻기

식욕은 문진에서 기본적인 질문의 하나이다. 규칙적으로 식사를 잘 하는지에 대해 확인하다.

식욕은 어떻습니까?

How's your appetite?

Do you get hungry as usual?

마지막에 식사한 것이 언제입니까?

When was the last time you ate?

아침 식사는 규칙적으로 하십니까

Do you eat breakfast regularly?

어휘 appetite 식욕
breakfast 조식 lunch 중식 dinner/supper 석식

배변에 대해 묻기

변비(constipation)나 설사(diarrhea)를 하지 않는지 묻는다.

배변은 문제가 없습니까?

How are you bowel movements?

설사를 하거나 변비가 있지 않습니까?

Any diarrhea or constipation?

변이 보통보다 무르거나 단단하지 않습니까?

Are your stools softer or harder than usual?

변비가 잘 생기십니까?

Do you often get constipated?

어휘 bowel movement 배변 stool 변
diarrhea 설사 constipation 변비

상급 표현 변의 색이나 모양에 변화가 있습니까?
Has there been any change in the color or shape of your stools?

배뇨에 대해 묻기

배뇨 시 통증, 요의 색 변화 등에 대해 묻는다. 특히 고령환자(elderly patient)에게는 중요한 질문이다.

하루에 몇 번이나 소변을 보십니까?

How many times a day do you pass water?

소변 색에 변화가 있습니까?

Have you noticed any change in the color of your urine?

배뇨 시 통증이 있습니까?

Do you have any pain when you're passing urine?

뇨실금이 있습니까?

Do you ever fine yourself leaking?

어휘 pass urine 소변보다. notice 알아채다. leak 젖다

상급 표현 잔뇨감이 있습니까?
Do you feel your bladder is not quite empty after you've passed water?

체중 변화에 대해 묻기

급격한 체중의 증감은 위험한 징후이다. 몇 kg 증감이 있는지 구체적으로 물어보아야 한다.

최근 체중변화가 있습니까?

Has there been any change in your weight lately?

How has your weight been lately?

현재 체중은 몇 kg입니까?

How much do you weigh now?

최근 한달 동안 ~kg 증가한 것이네요.

So you gained... kg in the last month.

최근 반년 동안 ~kg 감소한 것이네요.

So you lost... kg in the last 6 months.

어휘 lately 최근 weigh ~무게
gain 체중이 증가하다. ↔ lose 체중이 감소하다.

상급 표현 최근에 체중이 줄었습니까 혹은 늘었습니까?
Have you lost or gained weight recently?

복약 경력에 대해 묻기

복약에 관한 질문은 필수이다. 해외에서 처방 받은 약 중에는 국내에서 허가 받지 않은 것도 있다. 진찰 후 복용지시에 영향을 줄 가능성도 있으므로 구체적인 약품 이름을 물어보는 것이 좋다.

요즈음 복용하시는 약이 있습니까?

Are you taking any medication now?

어떤 약을 복용하고 계십니까?

What kind of medication are you taking?

What medications are you on?

현재 복용하시는 약을 구체적으로 알려주십시오.

Can you tell me exactly what medications you're taking?

어휘 take 약을 복용하다. medication/medicine/drug 약제
specify 명확히 하다.

상급 표현 지금까지 어떤 약을 복용하셨습니까?
Can you tell me what medications you're taken in the past?

건강 보조제품에 대해 묻기

최근에는 건강 보조제품(supplement)을 상용하는 분이 증가하고 있으므로 필요한 질문이다. 그 중에는 국내에서 허가 받지 않은 보조제품도 있으므로 어떤 것인지 구체적으로 알아둘 필요가 있다.

무언가 건강보조 제품을 드시고 있습니까?

- Are you taking any supplements?
- Do you take any supplements?
- Do you take supplements regularly?

언제부터 드셨습니까?

- How long have you been taking them?

보조식품을 드시는 목적이 ____ 입니까?

- What's your purpose in taking supplements? To ____ ?

____ 의 예 체중 감소 lose weight
체중 관리 manage your weight
면역 증강 gain immunity 수면보조제 sleep better
영양 보충 make up for poor nutrition
스트레스 관리 manage stress

어휘 regularly 규칙적으로/purpose 목적

증상의 발생에 대해 묻기

증상에 대해 구체적으로 묻는다. 증상이 발현했을 때 혹은 증상의 발증 형태에 대해 구체적으로 묻는 표현이다.

____ 이 나타난 것이 언제입니까 ?
When did you develop this ____ ?

이전에도 같은 증상이 있었습니까?
Have you had the same symptom before?

증상이 급격히 나타납니까 아니면 서서히 나타납니까?
Did the symptoms start suddenly or gradually?

이 증상이 나타나기 직전에 ____ 등의 증상이 있었습니까?
Right before the symptoms started, did you have any other symptoms such as ____ ?

____ 의 예 발열 fever 콧물 runny nose 기침 cough
두통 headache 설사 diarrhea 구역 nausea
구토 vomiting

상급 표현 증상은 언제 무엇을 할 때 시작됩니까?
When did the symptoms start, and what were you doing at that time?

증상의 완화 악화 요인에 대해 묻기

증상이 어떤 경우에 완화되고(remission) 혹은 악화(exacerbation)되는지 구체적인 대답을 듣고 그 요인을 고려하게 된다.

증상이 가벼워지거나 심해지기도 합니까?

Do the symptoms come and go?

증상이 좋아지기도 하고 나빠지기도 합니까?

Do the symptoms get better or worse at any particular time?

______ 는 좋아지셨습니까? 나빠지셨습니까?

Is the ______ getting better or worse?

어떤 경우 ______ 가 심해지십니까?

Does the ______ get worse at any particular time?

______ 의 예　통증 pain　구역질 nausea　구토 vomiting
속쓰림 heartburn　설사 diarrhea
혈뇨 bloody urine　이명 tinnitus
현훈 dizziness　가려움증 itching　발진 rash
부종 swelling

증상의 종류에 대해 묻기

한마디로 증상이라고 하지만 통증, 가려움증, 부종 등 다양하다. 어떤 증상인지를 구체적으로 설명하도록 물어보아야 된다.

어떤 증상이 있습니까?

What symptoms do you have?

What are you symptoms?

What kind of symptoms are you experiencing?

▭ 의 정도는 어떠십니까?

How is your ▭ ?

▭ 의 예 통증 pain 구역질 nausea 구토 vomiting
속쓰림 heartburn 설사 diarrhea
혈뇨 bloody urine 이명 tinnitus
어지럼증 dizziness 가려움증 itching
발진 rash 부종 swelling

증상의 부위 묻기

증상이 어떤 부위(region)에서 발생하는 지를 구체적으로 묻는다. 손가락으로 직접 환부를 가르키게 하는 것도 좋다

어느 부위에 증상이 있습니까?

Where exactly do you feel the symptoms?

어디가 아프십니까?

Where does it hurt?

____가 가장 심한 부위는 어디입니까?

Where is the ____ worst?

In which area do you feel the ____ most strongly?

____의 예 통증 pain 가려움증 itching 부종 swelling

상급표현 증상이 있는 부위를 손가락으로 가르켜 보십시오.
Can you point to the area where you feel the symptoms?

증상의 정도를 묻기

증상의 정도는 환자의 주관에 좌우되기 때문에 객관적으로 판단할 수 있도록 구체적으로 물어보아야 한다.

증상의 정도는 어느 정도입니까?

How severe are the symptoms?

어느 정도의 ______ 입니까?

How does the ______ feel now?

How severe is the ______ ?

통증으로 잠을 잘 못 자는 경우가 있습니까?

Does the pain keep your awake?

______ 의 예 통증 pain 두통 headache
흉통 chest pain 요통 backache
관절통 joint pain 구역 nausea 구토 vomiting
속쓰림 heartburn 설사 diarrhea
이명 tinnitus 어지럼증 dizziness
가려움증 itching 부종 swelling

증상의 빈도 묻기

증상의 빈도(frequency)가 어느 정도인지 구체적으로 묻는다.

어느 정도의 빈도로 증상이 나타납니까?

How often do the symptoms come on?

빈도는 ____ 정도입니까?

Do they come on ____ ?

____ 의 빈도는 어느 정도입니까?

How often does the ____ come on?

How many times do you feel ____ a day?

자주 통증이 나타납니까?

Does it hurt often?

____ 의 예 하루에 한번 once a day
하루에 수 차례 several times a day
일주일에 수 차례 several times a weeks
밤에만 only at night

____ 의 예 두통 headache 흉통 chest pain 요통 backache
관절통 joint pain 구역 nausea 구토vomiting
설사 Diarrhea 이명 tinnitus 어지럼증 dizziness

통증의 종류에 대해 묻기

예리한(sharp), 둔한(dull) 등의 막연한 표현 뿐만 아니라 바늘로 찌르는 듯한 통증(stinging), 타는 듯한 통증(burning)과 같은 보다 구체적으로 설명하도록 하는 것이 좋다.

어떤 느낌의 통증인지 설명해 주시겠습니까?

Can you describe the pain for me?

What is the pain like?

______ 한 통증인가요?

Is it a ______ pain?

통증이 다른 곳으로 퍼지는 것 같습니까?

Does the pain go anywhere else?

통증은 어디로 퍼집니까?

Where does the pain go to?

______ 의 예 예리한 sharp 둔한 dull 찌르는 듯한 stinging
박동하는 throbbing 타는 듯한 burning
쥐어짜는 듯한 squeezing

상급 표현 통증이 퍼지는 장소를 손가락으로 가르켜 보십시오.
Can you show me where the pain goes to?

통증의 정도 묻기

주관적인 통증을 객관적으로 평가해야 할 필요가 있다. 진단을 보다 확실하게 하기 위해 통증에 관해서 보다 상세한 내용을 질문하게 된다.

통증은 어느 정도 괴롭습니까?

How bad is the pain?

점점 더 ____ 가 심해지십니까?

Is the ____ getting worse?

통증을 10단계로 하면 어느 정도의 통증입니까?

How would you rate the pain on a scale of 1 to 10?

____ 의 예 통증 Pain 두통 headache
흉통 chest pain 요통 backache
관절통 joint pain 구역 nausea 구토 vomiting
속쓰림 heartburn 설사 diarrhea
이명 tinnitus 어지럼증 dizziness
가려움증 itching 부종 swelling

증상의 지속시간 묻기

통증(pain)이나 질환(disease)이 어느 정도 지속되고 있는지 그 구체적인 시간을 묻는다.

[ ] 는 어느 정도 지속됩니까?

How long has the [ ] lasted?

How long have you had the [ ] ?

How long have you been suffering from [ ] ?

[ ] 가 없어질 때까지 어느 정도 걸렸습니까

How long does it take for the [ ] to go away?

[ ] 의 예 통증 pain 구토 vomiting 설사 diarrhea
이명 tinnitus 어지럼증 dizziness
가려움증 itching

어휘 suffer from... ~로 고통받다.
to go away(=subside) 소실되다/없어지다.

증상의 원인 묻기

증상의 원인을 유추해 본다. 대부분의 경우 환자와의 대화에서 진단에 도움이 되는 실마리를 얻을 수 있다.

증상의 원인으로 생각되는 것이 있습니까?

Is there anything you can think of that might have caused these symptoms?

Do you have any idea what might have brought this problem on?

예를 들면 ______ 등입니다.

______, for example?

어떤 경우에 ______가 나타납니까?

When does the ______ occur?

______가 발생한 이유가 있습니까?

Can you think of any reason why the ______ occurs?

______의 예 과로 overwork 스트레스 stress
수면부족 lack of sleep 과음 drinking too much

______의 예 두통 headache 흉통 chest pain 구역 nausea
구토 vomiting 설사 diarrhea 이명 tinnitus
어지럼증 dizziness

상급 표현 증상의 원인이라고 생각되는 것이 있습니까?
What do you think triggered these symptoms?

수반되는 증상에 대해 묻기

증상이 나타날 때 동시에 나타나는 증상을 파악하기 위한 표현이다. 어느 정도 추측되는 진단이 있는 경우는 그 질환에 수반되는 증상이 있는지 없는지 물어본다.

그 외에 다른 증상(문제)는 없습니까?

Do you have any other problem?

그 증상은 언제부터 나타났습니까?

When did you first notice these symptoms?

____ 와 함께 나타나는 증상이 있습니까?

Have you noticed anything at the same time as the ____ ?

Can you tell me a little about the symptoms that come on at the same time as the ____ ?

Is there anything else you notice when ____ comes on?

____ 의 예 두통 headache 흉통 chest pain 요통 backache
관절통 joint pain 구역 nausea 구토vomiting
설사 diarrhea 이명 tinnitus 어지럼증 dizziness

상급 표현 그 증상은 항상 같습니까? 아니면 변합니까?
Are the symptoms always the same, or have you noticed any changes?

공감 해주기

환자와의 거리를 좁히기 위해 대단히 필요한 문장이다. 환자의 입장에서 격려하는 말을 건네는 것도 중요하다.

그것은 많이 힘드셨겠네요.

- That must have been hard.
- I imagine that was very painful
- I am sorry to hear that.

잘 견디셨습니다.

- That's quite an ordeal you've been through.

통증이 아주 심하지요.

- You must be in a lot of pain right now.

어휘 painful 아프다. ordeal 시련 go though 경험하다.

상급 표현 오랫동안 괴로우셨겠군요.
I see you've had this problem(trouble) for a long time.

전에 다녀온 병원에 대해서 묻기

다른 병원(다른 과)에서 진찰받았을 때 어떤 검사를 받았는지 를 묻는 표현이다. 의뢰서(referral form)가 있으면 그것을 참조한다.

다른 병원에 가신적이 있으십니까?

Did you visit any other hospital before coming here?

처음에 어느 병원을 가셨습니까?

Which hospital did you visit first?

이전의 병원에서 어떤 검사를 받으셨습니까?

What kind of tests did the last hospital run?

이전의 병원에서 검사 결과는 어떠했습니까?

What were the test results at the previous hospital?

어휘 run 시행하다 previous 이전의

상급 표현 ○○ 병원에서 이곳으로 소개받으셨습니까?
Were you referred to us by a doctor at ○○ Hospital?

다른 병원에서의 이야기를 확인하기

다른 병원(다른 의사)에서 진찰받은 결과, 어떤 진단을 받았는지 묻는 표현이다. 치료의 방향성을 결정하는 힌트가 된다.

이전 의사는 어떤 검사를 했습니까?

Did the previous doctor run any tests?

이전 의사에게서 어떤 설명을 들으셨습니까?

What did your doctor at the previous hospital tell you?

What explanation did your last doctor give you?

초진을 하신 선생님께서는 무엇이라고 말씀하셨습니까?

What did the first doctor who examined you say?

어휘 previous 이전의 explanation 설명 examine 진찰하다.

병력 묻기

기왕력을 묻는 표현이다. "지금까지 큰 병을 앓으신 적이 있으십니까(Have you ever had a major illness or disease)?" 라고 질문을 할 수도 있다.

지금까지 심하게 아프신 적이 있었습니까?

Do you have any history of serious illness?

앓으신 것은 몇 세 때입니까?

How old were you when you got sick?

어떤 치료를 받으셨습니까?

What kind of treatment did you receive?

지금까지 ______ 를 받았던 적이 있었습니까?

Have you ever had ______ ?

______ 의 예 수혈 a blood transfusion 화학 요법 chemotherapy
방사선 치료 radiation therapy

어휘 a history of... ~의 기왕력

약물 복용·예방접종에 대해 질문하기

약물 복용이나 예방 접종은 치료법 선택에 중요한 정보이다. 특히 어린이 환자의 경우 여러가지 예방접종(immunization)이 필요하므로 이런 질문을 하게 된다

최근에 어떤 약물을 복용하고 계십니까?

Can you tell me what medications you've been taking?

What medications are you taking now?

＿＿ 예방접종을 받으셨습니까?

Have you been vaccinated against ＿＿ ?

예방접종은 모두 받으셨습니까?

Have you had all of the routine immunizations?

＿＿의 예　독감 influenza　소아마비 polio
B형 간염 hepatitis B　풍진 rubella
이하선염 mumps　홍역 measles

어휘　vaccinated against... ~의 예방접종을 받다.
routine 정해진 대로　immunizations 예방접종

상급 표현　담당의사로 부터 받은 약을 말씀해주세요.
Can you tell me what medications your doctor has prescribed for you?

입원 경력에 대해 묻기

입원 경력(hospitalization) 유무를 묻는 표현이다. 입원 이유와 기간은 반드시 확인해야 된다.

지금까지 입원한 적이 있었습니까?

Have you ever been hospitalized?

왜 입원 했었으며 얼마나 오래 입원 했었습니까?

Why were you hospitalized, and for how long?

어느 병원에 입원했었습니까?

Where were you hospitalized?

최근 입원 병력에 대해 알려주세요.

Can you tell me about your recent hospitalizations?

어휘 hospitalize 입원하다. recent 최근의

수술 경력에 대해 묻기

외과 치료를 선택한 경우 수술 경력에 대한 정보는 중요하다.

지금까지 수술 받은 적이 있으십니까?

Have you had any surgery in the past?

어느 병원에서 수술하셨습니까?

At which hospital did you have the operation?

___ 수술을 받은 적이 있습니까?

Have you ever had surgery for ___ ?

___ 의 예 충수염 appendicitis 심장병 heart problems

어휘 surgery 수술 in the past 과거에

상급 표현 언제 무슨 수술을 받으셨습니까?
What kind of operation did you have, and why was it performed?

알레르기에 대해 묻기

알레르기에 관해 파악하는 것도 아주 중요하다. 특히 약진(drug allergy)를 경험한 환자는 원인 약제에 대한 상세한 정보를 물어보아야 한다.

무슨 알레르기가 있습니까?

Do you have any allergies?

Have you ever been diagnosed with any allergies?

[ ] 에 알레르기가 있습니까?

Are you allergic to [ ] ?

알레르기가 발생하면 어떤 증상이 나타납니까?

What kind of symptoms do you have during an allergic attack?

[ ]의 예 음식물 any foods 어떤 약물 any drugs 꽃가루 pollen

어휘 diagnosed with... ~로 진단하다.
allergic to... ~에 대해 알레르기가 있다.

가족력 묻기

가족력 청취는 질병의 진단 치료로 직결된다. 단순히 당신에 대해서 묻지 말고 부모님 조부모 형제 등으로 구체적으로 문진하는 것이 효과적이다.

가족 중에 ____ 인 분이 계십니까?

Do any members of your family have a history of ____ ?

가족 중에 ____ 으로 돌아가신 분이 계십니까?

Has anyone in your family died of ____ ?

Is there anyone in your family who has died of ____ ?

가족 중에 같은 증상이 있는 분이 계십니까?

Does anyone in your family have similar symptoms?

____ 의 예 고혈압 hypertension/high blood pressure
암 cancer 당뇨병 diabetes

____ 의 예 심근경색 a heart attack 뇌졸증 a stroke
암 cancer 유방암 breast cancer
심부전 heart failure

어휘 died of... ~로 사망하다.

유전병 유무에 대해 묻기

최근 주목되고 있는 유전병에 대한 질문이다.

가족 중에 유전병이 있습니까?

Are there any genetic disorders in your family?

유전병으로 진단받은 적이 있습니까?

Have you been diagnosed with a genetic condition?

지금까지 유전자 진단을 받은 적이 있습니까?

Have you ever had your genes tested?

어휘 a history of... ~병력 diagnosed with... ~로 진단되다.
genetic condition 유전자 질환 gene 유전자

상급 표현 유전자 카운셀링을 받은 적이 있습니까?
Have you ever had genetic counseling?

흡연에 대한 질문

흡연에 관한 질문은 "언제부터 담배를 피우셨습니까?", "얼마동안 흡연을 계속했습니까?", "하루에 몇 개피 피우십니까?" 등 구체적으로 질문하지 않으면 안된다.

담배를 피우십니까?

Do you smoke?

하루에 몇 개피 정도 담배를 피우십니까?

How many cigarettes do you smoke a day?

담배를 피기 시작한지 얼마나 되었습니까?

How long have you been smoking?

담배를 끊으신지 얼마나 됩니까?

Have you ever quit smoking for any period of time?

어휘 quit ...ing ~하는 것을 끊다.

상급표현 몇 세 때부터 담배를 피우셨습니까?
At what age did you start smoking?

담배를 끊으려고 시도해 보신 일이 있습니까?
Have you ever tried to quit smoking?

음주에 대한 질문

술과 질병은 관련이 깊다. 음주에 관한 질문은 중요하다.

술을 드십니까?

Do you drink alcohol?

하루에 드시는 주량은 어느 정도 되십니까?

How much alcohol do you drink a day?

언제부터 술을 드시기 시작 했습니까?

When did you start drinking alcohol?

술을 끊으려고 시도해본 적이 있습니까?

Have you ever tried to quit drinking alcohol?

어휘 하루에 a day quit ...ing ~하는 것을 끊다.

직업에 대한 질문

직업이 질환과 관련 있는 경우는 자주 있다. 환자의 직업을 파악해 본다.

어떤 일을 하십니까?

What is your job?

▭ 등 작업장에서 건강에 신경 쓰이는 문제가 있습니까?

Is there anything at your workplace that might cause health problems, such as ▭ ?

한 달에 며칠 근무하십니까?

How many days do you work a month?

▭ 의 예 먼지 dust 소음 noise 스트레스 stress
화학물질 chemicals 유해물질 hazardous materials

수면에 대한 질문

충분히 수면을 취하는 것은 건강한 생활을 하는데 중요하다. 수면을 잘 취하지 못하는 경우는 그 이유에 대해서 질문해야 한다.

잘 주무십니까?

Do you sleep well?

침대에 들면 빨리 잠이 드십니까?

Do you fall asleep quickly when you go to bed?

하루에 몇 시간이나 주무십니까?

How many hours do you sleep a day?

How long do you sleep at night?

몇 시에 일어나십니까?

What time do you get up?

어휘 fall asleep 잠이 들다.
get up 일어나다. ↔ go to bed 자다.

상급표현 잠이 깊이 드십니까?
Are you a heavy sleeper?

스트레스에 대한 질문

스트레스는 여러 질환의 원인이 된다. 환자가 호소하는 증상이 스트레스에 의한 경우도 종종 있다.

스트레스를 많이 받으십니까?

Are you under any stress?

일상 생활에서 스트레스를 받는 경우가 있습니까?

Do you ever feel any stress during the course of your daily activities?

어떤 스트레스입니까?

What kind of stress do you feel?

어휘 under stress 스트레스 받다.
during the course of... ~를 하는 동안에

운동에 대한 질문

운동 부족은 생활 습관병을 이르키는 원인의 하나다.

정기적으로 운동을 하십니까?

Do you exercise regularly?

1주일에 몇번이나 운동을 하십니까?

How many times do you work out a week?

어떤 운동을 하십니까?

What kind of exercise do you do?

어휘 regularly 정기적으로 exercise, work out 운동하다.

성생활·생리에 대한 질문

주로 부인과(gynecology)의 문진에서 사용되는 표현이지만 여성을 진찰할 때는 피할 수 없는 표현이다.

1개월에 몇번 정도 성행위를 하십니까?

About how many times a month do you have sexual intercourse?

피임을 하고 계십니까?

Do you use contraceptives?

생리는 규칙적입니까?

Are your periods regular?

마지막 생리는 언제였습니까?

When was your last period?

어휘 contraceptive 피임약 period 생리
menstruate 생리가 있다.

고급 표현 성행위 상대는 특정한 한사람입니까?
Are your sexual activities limited to only one specific partner?

폐경은 언제였습니까?
At what did you stop menstruating?

임신 경력에 대한 질문

여성을 보면 임신을 생각해야 하는 의학분야에서는 반드시 알아두어야 할 중요한 부분이다.

현재 임신했을 가능성이 있습니까?

Is there any possibility that you're pregnant?

지금까지 임신한 경험이 있으십니까?

Have you ever been pregnant?

_____를 했던 적이 있으십니까?

Have you ever had a _____ ?

몇 번이나 임신하셨습니까?

How many times have you been pregnant?

_____의 예 유산 miscarriage 사산 stillborn child
제왕절개술 C-section

상급표현 몇 번이나 임신하셨습니까? 그리고 각각 몇 세 때였습니까 ?

How many times have you been pregnant, and how old were you each time?

정상분만을 하셨습니까?

Did you have normal deliveries?

외국에 다녀온 경력에 대해 묻기

세계 중에는 어떤 나라든지 특별한 질환이 있다. 외국에 다녀온 경력을 조사하는 것은 필수이다.

▭에 갔던 적이 있습니까?

Have you ever been to ▭?

▭에는 얼마나 머무셨습니까?

How long did you stay in ▭?

▭에는 언제 가셨습니까?

When did you visit ▭?

▭의 예 동남아시아 Southeast Asia 아프리카 Africa
남아메리카 South America 유럽 Europe
오스트랄리아 Australia

Chapter 3

활력징후

vital signs

진찰·검사 시작하기

활력 징후의 측정은 검사의 기본이다. 어떤 검사를 할것인지 확실히 이야기 하고 환자가 공연한 걱정을 하지 않도록 한다.

지금부터 진찰하겠습니다.

I'd like to examine you now, if I may.

지금부터 ____ 검사를 하겠습니다.

I'm just going to check your ____ .

시작해도 될까요?

May I begin?

____ 의 예 체온 temperature 혈압 blood pressure
맥박 pulse

어휘 examine 검사하다. if I may 괜찮으시다면

옷을 벗도록 지시하기

의복을 표현하는 말은 영어와 일본어의 의미가 다른 것이 있다. 예를 들면 pants는 바지이고 속옷은 under pants이다.

상의(윗옷)를 벗어 주십시오.

Would you mind taking your top things off for me?

I just need you to take your top things off, if you don't mind.

☐ 의 옷을 벗어 주십시오.

Please remove your ☐ .

☐ 도 벗어 주십시오.

Please also take off your ☐ .

이제 옷을 입으십시오.

You can get dressed now.

☐ 의 예 상의(상반신의 옷) top clothing
하의(하반신의 옷) bottom clothing

☐ 의 예 속옷 undershirt 브레지어 bra 양말 socks

상급 표현

이 가운을 입으십시오.
If you could just slip into this gown.

벗은 옷은 바구니에 넣어주십시오.
You can put your clothes in the basket.

환자를 배려한다

통증을 동반한 검사는 "통증이 있으면 말씀해 주세요."라고 말해서 환자를 안심시킨다. 환자를 배려하는 것은 진료의 일부라고 생각하는 것이 좋다.

타올(소독포)을 덮겠습니다.

I'm just going to put a towel on you.

______ 라고 느끼시면 말씀해주세요.

Please let me know if you feel ______ .

잠시만 참아주십시오.

This may be a little uncomfortable, but it won't take long.

______ 의 예 통증 pain 차다 cold

어휘 towel 타올 uncomfortable 불쾌감

체온 측정하기

체온 측정은 겨드랑이(armpit), 구강(oral) 직장(rectal) 등 여러 부위에서 한다. 첫 예문을 참고해서 측정 부위를 구체적으로 설명한다.

_____ 를 측정합니다.

Let's take your _____ temperature.

체온계를 겨드랑이 사이에 끼워주십시오.

Just put the thermometer under your arm.

평상시 체온은 어느 정도 입니까?

Do you know what your temperature usually is?

체온은 37.4도입니다.

Your temperature is 37.4°C.

_____ 의 예　겨드랑이 체온 armpit　경구 체온 oral
직장 체온 rectal

어휘 thermometer 체온계

상급 표현 삑 소리가 나면 체온계를 빼주십시오.
Take the thermometer out when it beeps.

맥박 측정하기

환자가 과도하게 긴장하고 있으면 정확한 맥박 측정은 불가능하다. 고급 표현으로 "심호흡 하시고 긴장을 푸십시오." 라는 표현을 기억해 두자.

맥박을 측정하겠습니다.

Let me check your pulse.

맥박을 측정하려고 하니까 긴장을 푸십시오.

Just relax, and I'll take your pulse.

손을 내밀어주십시오.

Can you give me your hand?

맥박은 1분에 103회입니다.

Your pulse is 103 beats per minute.

어휘 pulse 맥박

상급 표현 심호흡 하시고 긴장을 푸십시오.

Take a deep breath and relax.

평상시 맥박은 어느 정도 입니까?

Do you know what your normal pulse rate is?

팔에서 혈압 측정하기 ①

혈압 측정을 하는 것은 여기 있는 표현을 순서대로 사용하여 환자에게 설명한다.

혈압을 측정하겠습니다.

I'm just going to take your blood pressure.

평상시 혈압은 어느 정도 입니까?

Do you know what blood pressure normally is?

옷 소매를 올리고 팔을 쭉 펴십시오.

Just roll up your sleeve for me. Can you stretch your arm out, please?

몸에 힘을 빼고 잠시만 움직이지 마십시오.

Just relax and keep still for a while.

어휘 sleeve 소매 stretch 펴다.
roll up 말아올리다. keep still 가만히 있다.

팔에서 혈압 측정하기 ②

최근에는 자동 혈압측정기를 사용하는 경우가 대부분이므로 "조여드는 듯한 통증이 있으면 말씀해주세요."라는 표현이 필요한 경우가 있다.

여기에 팔을 넣어주십시오.
Just put your arm in here for me.

손바닥을 위로 해 주십시오.
Keep your palm up.

팔이 강하게 조여듭니다.
This will feel a bit tight.

혈압은 120/80mmhg 입니다.
Your blood pressure is 120/80.

어휘 palm 손바닥

상급 표현 조이는 듯한 통증이 있으면 말씀해 주십시오.
Please let me know if you feel too tighten.

다리의 혈압 측정하기

다리의 혈압을 측정할 때에도 기본적인 표현은 팔에서와 같다. 예문에 있는 "누우십시오(lie down)"는 의료 현장에서 가장 많이 사용되는 어휘의 하나이다.

다리에서 혈압을 측정하겠습니다.

I'd like to check the body blood pressure in your legs as well.

바지의 아래 부분을 올려 주십시오.

Could you roll up your trouser leg for me?

침대에 천장을 보고 똑바로 누워주십시오.

I'd like you to lie down on your back on the bed.

다리가 약간 조이는 느낌이 들것입니다.

This will feel a bit tight.

어휘 roll up 말아올리다. lie down 눕다.

상급 표현 다리에 힘을 빼십시오.
Relax your legs.

청진하기

상급표현으로 "청진기가 차갑게 느끼시면 말씀해 주십시오." 라고 말하거나 청진기를 미리 손으로 데워서 사용하는 것도 진찰의 기술이다.

흉부를 청진하겠습니다.

I'd like to like to your chest.

상의를 위로 올려주십시오.

Could you just roll up your shirt for me?

입으로 심호흡 하십시오.

Breathe through your mouth.

등쪽의 청진을 하겠습니다.

Let me listen to your back now.

뒤로 돌아 주십시오.

Just turn around for me.

어휘 roll up 말아올리다.

상급표현 청진기가 차가우면 말씀해 주십시오.
Let me know if the stethoscope feels too cold.

천천히 심호흡 하십시오.
Take a deep breath.

혈액검사 하기

채혈실로 가시도록 지시할 때 큰 병원에서는 바닥에 색으로 줄이 표시되어 있는 경우가 많으므로 Follow this line이라고 말하면 될지도 모른다.

혈액검사를 하겠습니다.

We're going to do some blood tests.

식사는 언제 하셨습니까?

We need to draw a little blood for testing.

What time did you last eat?

약 6cc 혈액을 채취합니다.

We're going to draw about 6cc of blood.

어휘 draw blood 채혈하다.

상급 표현 채혈실로 가십시오.
Please go to the blood drawing lab.

채혈하기 ①

채혈시의 정형화된 표현을 소개한다. 예문에 있는 roll up your sleeve 같은 표현은 혈압 측정시 에도 사용된다.

옷 소매를 올려주십시오.

Just roll up your sleeve, please.

테이블에 팔을 올려 놓으십시오.

Place your arm on this table.

소매를 올리고 팔을 내미십시오.

Could you roll up your sleeve and give me your arm, please?

Relax your arm.

어휘 roll up 말아올리다. sleeve 소매

상급 표현

팔을 똑바로 펴고 주먹을 꽉 쥐십시오.

Stretch your arm out in front of you and make a fist with your hand.

손을 몇번 쥐었다 폈다 해주십시오.

Just open and close your hand a few times.

채혈하기 ②

채혈검사는 통증을 동반하므로 혈액 채취 시에는 "조금 따끔합니다." 라고 한마디 한다. 대화를 잘하면 불필요한 트러블을 예방할 수 있다.

조금 따끔합니다.

You might feel a little prick.

손가락이 저리십니까?

Do you feel any tingling in your fingers?

팔을 알코올로 소독합니다.

I'm just going to dab a little alcohol on your arm to disinfect it.

일단 피가 멎으면 반창고를 붙입니다.

Once the bleeding has stopped, put this adhesive bandage on.

어휘 prick 찌르다, 따끔하다. tingling 저리다.
dab 조금 누르다, 튀다. disinfect 소독하다.
adhesive bandage 반창고

상급 표현 면봉으로 가볍게 눌러 주십시오.
Press down lightly with this cotton ball, but don't rub your arm.

소변 검사하기

소변 검사는 간단히 urine test, 전문적으로는 urinalysis라고 말한다. (소변 검사를 하는 것)은 take a urine test라고 표현한다.

소변 검사를 합니다.

We're going to do a urine test.

We need to test your urine.

오늘 아침 소변보셨습니까?

Did you pass water this morning?

지금 소변 보실 수 있습니까?

Can you pass water now?

어휘 pass water 소변 보다, 배뇨하다.

소변 채취를 지시하기

소변 채취는 대부분 지정된 화장실(toilet, bathroom, rest room)에서 하기 때문에 그곳으로 가도록 지시한 후에 소변 채취에 관한 지시를 한다.

이 컵을 가지고 화장실로 가십시오.

Just take this cup to the toilet.

컵의 이 선까지 소변을 채우십시오.

Fill the cup with urine up to this line.

이 컵에 절반 정도 소변을 받아주십시오.

I'd like you to half fill the cup with urine.

컵을 간호사에게 주십시오.

Give the cup to a nurse.

어휘 fill 채우다.

상급표현 중간 소변을 받아 주십시오.

If possible, the sample you collect should be halfway between starting and stopping.

컵은 화장실에 있는 선반에 놓아주십시오.

When you've finished, please put the cup on the shelf in the toilet.

영상 검사 시작하기

영상 관련 검사는 단순 촬영을 비롯하여 CT, MRI, 초음파 등 다양한 검사가 있다. 우선 검사실로 가도록 하는 것부터 시작한다.

이 화일을 접수 창구에 제출해 주십시오.

Give this file to the receptionist.

지금부터 ______ 검사를 합니다.

We're going to do an ______ test on you.

뇌의 MRI 검사를 하여야 됩니다.

We need to do an MRI of your head.

무릎의 X-ray 검사를 하십시오.

We need to do an X-ray of your knee.

______ 의 예 엑스선 검사 X-ray 초음파 ultrasonography

어휘 receptionist 접수 담당자

상급 표현 검사실에 이 파일을 가지고 가십시요.
Please take this file to the test lab.

영상 검사하기 ①

CT 검사는 금속에 의해 artifact가 나타난다. 진단에 방해가 된다. MRI 검사는 대단히 강한 자장에 의한 검사이므로 몸 안에 심장 박동기 등이 있는지 환자에게 확인해야 된다.

금속 물질은 전부 제외시켜야 됩니다.

Make sure you don't have any metal objects on you.

▭ 같은 것이 몸 안에 없습니까?

Do you have any metal objects inside your body, such as ▭ ?

옷을 벗어주십시오.

Please take off your shirt.

▭ 의 예 인공관절 artificial joints 코일 coils
스텐트 stents 클립 clips
심장 박동기 a pacemaker

영상 검사하기 ②

많은 환자들은 영상 검사의 피폭을 걱정한다. 여기 있는 표현을 사용하여 지시하고 여러 번 반복 촬영하는 일이 없도록 하자.

깊이 숨을 들여마시고 잠시 숨을 멈추세요.

Take a deep breath and hold it.

편안하게 평소대로 숨쉬세요.

Please relax and breathe normally.

숨을 ____ 하십시오.

Please ____ .

침대에 바로 누워서 힘을 빼 주십시오.

I'd like you to lie down on your back on the bed and relax.

____ 의 예 숨 들여 마시기 breathe in 숨 참기 hold your breath
숨 내쉬기 breathe out

어휘 lie down 눕다.

대변 검사하기

채변(대변 채취)은 대개 집에서 하게 된다. 채변키트 안에 있는 설명서에 따라 채변하는 경우는" follow the introduction…" 이라는 표현을 이용하면 된다.

대변 검사가 필요합니다.

We need to do a stool test.

매일 대변을 보십니까?

Do you have a bowel movements every day?

이것이 채변 검사 키트입니다.

This is a stool test kit.

아침에 일어나셨을 때(기상시) 채변해 주시기 바랍니다.

I'd like you to collect a stool sample first thing in the morning.

어휘 stool 배설물 bowel movement 배변

Chapter 4

신체검사

physical exam

진찰 시작하기

환자의 몸을 만지는 것이기 때문에 정중한 표현을 하는 것이 당연하다. 확실하게 설명하고 진찰을 시작하면 환자는 긴장을 풀기 때문에 진찰이 쉬워진다.

진찰을 시작하겠습니다.
I'm going to carry out a physical examination, if you don't mind.

타올을 덮겠습니다.
I'm going to put a towel on you.

[   ] 하시다면 걱정말고 말씀해 주십시오.
if you feel [   ], please let me know right away.

어느 부위가 통증이 있습니까?
Does any part of your body ache?

[   ] 의 예 메스껍다 sick 약간의 어떤 통증 any pain
한기, 서늘한 느낌 chilly

어휘 right way 곧바로

상급 표현 그곳의 진찰은 마지막에 하겠습니다.
We'll leave that area until last.

머리부위 진찰하기

머리부위를 진찰할 경우는 두발이나 두피를 중점적으로 체크한다. 또한 얼굴 모양과 표정을 체크 할 때는 특징적인 표정을 나타내는 질환을 염두에 두고 해야 된다.

머리부위를 진찰하겠습니다.

Let me examine your head.

촉진을 해 보겠습니다.

I need to touch you, if you don't mind.

눌렀을 때 아픈 부위가 있습니까?

Is there any part of your body that feels tender at all?

머리를 염색하셨습니까?

Do you dye your hair?

어휘 examine 진찰하다. dye 염색하다.

상급 표현 이마를 촉진하겠습니다.
Let me feel the pulse in your temple.

눈을 진찰하기

검사를 할 때 환자의 안경을 벗기고 해야 될 때는 “could you talk off your glasses” 라고 말한다.

시력은 어느정도 입니까?

How good is your vision?

How is your vision?

____ 로 ____ 을 확인하겠습니다.

Let me check your ____ with a ____ .

안구운동을 검사하려고 합니다.

I'd just like to check your eye movements.

____ 의 예 손전동 penlight 동공반응 검사기 pupilloscope
검안경 ophthalmoscope

____ 의 예 안저 eyegrounds 시야 visual field

상급 표현 결막 상태를 확인하겠습니다.
Let me examine your eyes(conjunctiva).

귀나 코를 진찰하기

여기 있는 것은 내이(inner ear)를 진찰하는 표현이지만 외이를 촉진할 때는 상급표현에 있는 것처럼 "let me your outer ear by touch" 라는 표현을 사용한다.

청력에 문제가 있습니까 ?

Do you have any hearing difficulties?

How is your hearing?

이경으로 고막을 체크하겠습니다.

Let me check your eardrum with an otoscope.

머리를 약간 뒤로 제껴주십시오.

Could you tilt your head back a little?

어느쪽 코에서 코피가 많이 납니까?

Which side of your nose bleeds more?

어휘 hearing difficulty 난청 otoscope 이경 eardrum 고막 tilt 기울이다. backward 뒤쪽으로

상급표현 손가락 비비는 소리가 들립니까?
Can you hear me rub my fingers together?
외이를 만져보겠습니다(촉진하겠습니다).
Just let me check your outer ear.
청력을 확인하겠습니다.
Let me check your hearing.

구강 진찰하기

구강을 진찰할 때는 충치(tooth decay/bad tooth), 구취(halitosis) 등이 중요한 포인트가 된다.

입을 크게 벌려주세요.

Open your mouth wide.

혓바닥을 내밀어 주세요.

Stick out your tongues.

음식물의 맛을 잘 아십니까?

Can you taste food well?

치통이나 구내염이 있습니까?

Do you have a toothache or any mouth ulcers?

어휘 stick 몸의 일부를 내밀다. toothache 치통
mouth ulcer 구강내 궤양

목구멍 진찰하기

목구멍의 진찰은 압설자(tongue depression)와 손전등이 필수품이다. 손전등은 말 그대로 penlight 이다.

목구멍을 살펴보겠습니다.

Let me see the back of your throat.

압설자로 혓바닥을 누르겠습니다.

I'll use a tongue depressor to hold your tongue down.

"아" 하고 소리내 보십시오.

Say "ah."

어휘 tongue depressor 압설자

침샘과 림파절을 진찰하기

림파절의 촉진은 주로 종창이나 압통(appressive pain)을 확인하게 된다.

귀밑샘(이하선)과 목의 림파절을 만져보겠습니다.

I just want to check your parotid glands and the lymph nodes in your neck.

목 부위를 검사하겠습니다.

Now I'd like to examine your neck with my hands.

침샘을 체크하겠습니다.

Let me check your salivary glands with my figers.

어휘 parotid gland 귀밑샘 lymph node 림파절
salivary gland 침샘

상급 표현 림파절의 종창은 없습니다.
There's no swelling in your lymph nodes.

갑상선 진찰하기

갑상선 진찰은 종창이나 단단함(firmness)에 주의해야 된다. "침을 한 번 꿀떡 삼켜보십시오(in one gulp)"등 특수한 표현이 필요하니 잘 기억해 둔다.

갑상선을 만져보겠습니다.

I'm just good to touch your thyroid gland.

Let me examine your thyroid gland with my hands.

만져보기 쉽도록 머리를 약간 위를 쳐다봐 주시겠습니까?

Could you just life your face a little to help me?

침을 한번 꿀떡 삼켜 보십시요.

Could you just swallow your saliva in one gulp for me?

어휘 thyroid gland 갑상선 swallow 삼키다.
in one gulp 한번에 꿀떡 삼키다.

상급 표현 갑상선은 전혀 부어있지도 않고 완전히 정상으로 느껴집니다.
Your thyroid isn't swollen at all. It feels completely normal.

목부위 혈관 진찰하기

경동맥이 좁아지면 종종 잡음(noise / bruit)이 들린다.

목의 혈관을 체크하겠습니다.

Let me check the veins and arteries in your neck.

머리를 약간 위를 향해주십시오.

Please turn your head up a little.

목의 혈관에서 나는 소리를 들어보겠습니다.

I'm going to listen to the blood vessels in your neck.

목의 정맥(경정맥)은 확장되어 있지 않습니다.

The veins in your neck aren't swollen.

어휘 vein 정맥 artery 동맥

상급 표현 목부위 혈관에서 잡음이 들리는지를 확인해 보겠습니다.
I want to make sure I can't hear any strange sounds in the blood vessels in your neck.

폐 진찰하기 ①

옷을 벗게 할 때는 타올 등을 사용하여 환부 이외 부위를 덮어주는 것 같은 배려도 중요하다. 그런 경우는 "I am going to put a towel on you" 이라고 말한다.

흉부를 청진 하겠습니다.

Let me listen to your chests.

셔츠를 위로 올려 주십시오.

Could you roll your shirt up for me?

위 옷을 벗고 상반신을 보여 주십시오.

Would you mind stripping from the waist up?

평소대로 숨을 쉬십시오.

Please breathe normally.

상급 표현

셔츠 위로 청진하겠습니다.

I'm going to listen to your chest with my stethoscope, but you can keep your shirt on.

천천히 깊게 숨을 쉬십시오(심호흡을 하십시오).

Can you slowly take in a deep breath?

폐 진찰하기 ②

청진할 때 표현으로는 간단히 가슴부위의 소리를 듣겠습니다. "I would like to listen to your chest" 라는 표현도 좋다. 타진시에는 여기 있는 표현을 참고한다.

가슴 주위를 가볍게 두드려 봅니다.

I'm just going to tap your chest lightly.

I'm going to examine you by tapping you lightly on your upper chest.

크게 숨을 들여 쉬고 내쉬는 것을 계속해 주십시오.

I'd like you to take deep breathes in any out.

호흡수를 세겠습니다.

I'll count the number of breaths.

어휘 tap 가볍게 두드리다. lightly 가볍게

상급 표현 크게 숨을 들여 쉬고 내쉴 때는 숨을 멈추어 주십시요.
Take a deep breath. Now exhale and hold it.

심장 진찰하기

환자가 청진기를 차갑게 느끼지 않도록 미리 체온 정도로 따뜻하게 하는 배려를 하면 좋다.

심장소리를 들어보겠습니다.

I'm going to listen to your heart.

심호흡 해 주십시오.

Take a deep breath.

평상시대로 숨쉬세요.

Breathe normally.

어깨에 힘을 빼고 편안히 하십시오.

Loosen your shoulder muscles and relax.

어휘 loose 힘을 빼다, 풀다.

상급 표현 청진기가 차가우면 말씀해 주십시오.
Let me know if the stethoscope feels cold.

유방 진찰하기

종창(swelling)이나 압통(tenderness/oppressive pain)을 놓치지 않는 것이 중요하며 손이나 손톱 손질을 하거나 손을 따뜻하게 하는 등의 배려도 진찰의 일부이다.

좌우의 가슴(유방)을 만져서 비교하겠습니다.

I'd like to give you a breast exam to compare the left and the right.

우선은 문제가 없는 가슴(유방) 먼저 만져 보겠습니다.

Let me start with the breast that is not giving you any trouble.

통증이 느껴지십니까?

Do you feel any pain?

유두(젖꼭지)에서 무언가 분비물이 나옵니까?

Do you have any discharge from your nipples?

어휘 compare 비교하다. discharge 분비물

등 부위 진찰하기

여기서는 횡격막(diaphragm)이나 늑골척추각(costovertebral angle)이라는 단어를 기억해 둔다.

등뼈(척추)를 가볍게 두드려 보겠습니다.

I'm going to tap you lightly on your spines.

두드릴 때 아프거나 이상한 느낌이 드는 곳이 있으십니까?

Is there anywhere that hurts or makes a strange sound when it's tapped?

어디 아픈 곳이 있습니까

Does it hurt anywhere?

어휘 tap 가볍게 두드리다. spine 등뼈, 척추

복부 진찰 준비하기

복부 진찰(촉진)은 복근이 긴장되지 않은 상태에서 하는 것이 바람직하므로 "힘 빼세요(please relax)" 라는 표현이 기본이며 필수이다.

복부를 진찰하겠습니다.

I'm going to examine your abdomen.

침대에 천장을 보고 누우십시오.

If you could lie down on your back on the bed.

바지를 조금 내리시고 배를 보여 주십시오.

Could you just slide your trousers down a little so that I can see your stomach?

다리를 펴시고 힘을 빼 주십시오.

Just straighten your legs and relax.

어휘 abdomen 복부 lie down 눕다. straighten 펴다.

상급 표현 배를 누르거나 두드려 보겠습니다.
I'm just going to press down on your abdomen and give it a little tap.
아프시면 말씀하십시오.
Please let me know if you feel any pain.

위장 진찰하기 ①

여기서는 복부의 청진(auscultation)할 때 대표적인 표현을 정리한다. 연동운동 소리(peristalsis sound) 물 흐르는 소리(강수음 : splash sound) 등의 단어도 함께 알아두어야 한다.

복부의 청진을 해보겠습니다.

Let me listen to your abdomen.

평소대로 숨을 쉬세요.

Just breathe normally.

침대에 누워주세요.

Please lie down on the bed.

특별히 이상한 소리는 들리지 않습니다.

I don't hear anything unusual.

어휘 abdomen 복부 lie down 눕다. unusual 특이한

위장 진찰하기 ②

여기서는 타진할 때 대표적인 표현을 정리한다. 염증(inflammation), 종괴(tumor) 등의 단어도 함께 기억해 둔다.

복부 타진을 하겠습니다.

Let me tap your abdomen.

부드럽게 복부를 만져 보겠습니다.

I'm going to tough your abdomen very gently.

통증이 있으면 알려주십시오.

Let me know if you feel any pain.

조금 눌러보겠습니다

I'm going to press quite hard, so be prepared.

어휘 tap 가볍게 두드리다. abdomen 복부 gently 부드럽게

상급 표현 복부를 잘 볼 수 있도록 바지(팬티)를 조금 더 아래로 내려주시겠습니까?

Can you lower the top of your pants a little so I can see your abdomen better?

양쪽 무릎을 세워주십시오.

Can you bend your knees up for me?

간 진찰하기

환자에게 배에 힘을 빼게 하고 복식호흡(abdominal breathing)을 하면서 배가 팽창되게 하는 것이 포인트이다.

배를 가볍게 두들겨 보겠습니다.

I'm going to give your abdomen a light tap.

크게 숨을 쉬고 배를 부풀려 보십시오.

Take a deep breath to fill your stomach with air.

Take a deep breath and let your stomach expand.

간장과 비장의 경계를 확인 해보겠습니다.

I just want to check the border between your liver and spleen.

I'm going to examine the edge of your liver with my fingers.

어휘 tap 가볍게 두들기기 abdomen 복부 border 경계
liver 간장 spleen 비장

상급 표현 종창도 없고 부드럽고 아무런 문제가 없습니다.
There's no swelling and it feels softs, so I don't think there are any problems.

비장 진찰하기

환자가 숨을 내쉴 때(during expiration) 손가락 끝으로 누르고 환자가 숨을 들이쉴 때(during expiration) 촉진한다.

오른쪽을 아래로 하고 누워 주십시오.

Could you lie down on your right side?

Please lean to the right.

숨을 깊게 쉬십시오.

Take a deep breath.

복식 호흡을 하십시오.

Try to fill your abdomen with air.

비장을 촉진하겠습니다.

I just need to examine your spleen with my fingers.

어휘 lie down 눕다. lean to ~기울이다. spleen 비장

상급 표현 부어있지 않아서 만져지지 않습니다.
I can't feel your spleen, which means that it isn't swollen.

콩팥 진찰하기 ①

환자는 힘을 빼게 하고 종창(swelling)이나 압통(tenderness/oppressive pain)을 놓치지 않도록 조심한다.

콩팥을 촉진하겠습니다.

Let me check your kidneys.

배를 조금 세게 누리겠습니다.

I'm going to press your abdomen hard.

등을 가볍게 두드려 보겠습니다.

I'm just going to give your back alight tap.

아프지 않으십니까?

Does it hurt?

어휘 kidney 콩팥 abdomen 복부 tap 가볍게 두들기다.

상급 표현 등쪽에서 양쪽 콩팥 자리를 가볍게 두드려 보겠습니다.
I'm going to tap lightly on both sides of your lower back where your kidneys are.

콩팥 진찰하기 ②

손을 환자의 등쪽을 둘러싸서 콩팥을 들어올리는 것처럼 하면 손가락 끝이 늑골 척추각(costovertebral angle)에 도달하게 한다.

제 왼쪽 손을 아래 허리 쪽에 놓겠습니다.

I'm just going to place my left hand on your lower back.

계속 복식 호흡을 반복해 주십시오.

Keep breathing into your stomach.

반대쪽도 같이 하겠습니다.

Now I'm going to do the same on the other side.

두들길 때 아프시면 말씀해 주십시오.

Please let me know if it hurts when I tap.

어휘 place 놓다. abdomen 복부 tap 가볍게 두드리다.

직장 진찰하기

환자의 수치심을 고려하여 진찰에 필요한 부위 이외는 타올로 덮어주는 등의 배려가 필요하다. 또한 진찰 중에 환자에게 힘을 빼도록 부탁한다.

옆으로 누워서 무릎을 구부려 주십시오.

Please lie on your side with your knees bent up.

입을 조금 벌리고 몸의 힘을 빼 주십시오.

Open your mouth a little and relax your whole body.

항문에 손가락을 넣어서 검사해 보겠습니다.

I'm going to insert my finger into our anus.

I'm going to examine your rectum with my finger.

어휘 Insert 삽입하다. anus 항문 rectum 직장

상급 표현 오래 걸리지 않으니 조금만 참아 주십시오.
It won't take long, so please bear with me.

부종, 손, 손톱 진찰하기

손, 손톱에 질병의 힌트가 나타나는 경우도 있다. 여기 있는 표현은 간단하지만 다양한 응용이 가능한 표현이다. 반드시 기억해 두자.

발의 부종을 확인해 보겠습니다.

Let me see if your legs are swollen at all.

부종은 없는 것 같습니다.

There doesn't seem to be any swelling.

양쪽 손을 보여주십시오.

Let me see both of your hands.

손톱의 색갈이나 모양이 변하지는 않았습니까?

Are your fingernails the same shape and color as usual?

어휘 swell 붓다 swelling 부종 fingernail 손톱

피부 진찰하기

발진은 rash라고 기억해 두면 되지만 exanthema, eruption 같은 동의어도 함께 기억해 두는 것이 좋다.

몸 전체에 발진이 있습니다.

You have a rash all over your body.

셔츠와 바지를 벗어주십시오.

Would you mind taking your shirt and trousers off?

입안에도 발진이 있는지 확인해 보겠습니다.

Let me see if there's a rash in your mouth too.

어휘 rash(exanthema/eruption) 발진

상급 표현 친구 중에 같은 발진이 나타난 사람이 있습니까?
Do any of your friends have a rash like this?

골절이 의심되는 경우의 진찰하기

골절은 fracture(뼈가 부러지는 것을 의미)라고 한다. 부위에 따라 폐쇄골절(closed fracture), 경사골절(oblique fracture), pelvic fracture(골반 골절) 등으로 여러 표현이 있다.

뼈가 골절된 것 같습니다.

I'm afraid your leg is broken.

이 부위가 상당히 부어있고 약간 구부러져있습니다.

It's swollen badly right here, and it's a little bent.

확실히 골절이 의심됩니다.

It looks quite likely that you've broken a bone.

어휘 I'm afraid... 걱정된다. swell 붓다. bend 구부러지다.

내진하기

내진은 특히 환자의 수치심을 배려해야 하는 진찰이다 "괜찮으시다면 진찰을 해 보겠습니다(I would like to perform a physical examination on you if I may)." 라고 말하는 것이 필요하다.

마지막 생리는 언제였습니까?

When was your last period?

임신 검사는 해보셨습니까?

Have you done a pregnancy test?

＿＿＿ 를 해봅시다

Let's do ＿＿＿ .

검사대 위에 누워 주십시오.

Please lie down on the examination table.

＿＿＿ 의 예 소변검사 a urine test
내진 an internal examination
초음파 an ultrasound

어휘 period 생리기간 pregnancy 임신 lie down 눕다.

Chapter 5

신경학적 검사

neurological exam

진찰 시작하기

신경학적 진찰은 환자가 움직이게 해야 되는 경우가 많다. 외국인의 경우는"이렇게 해보세요(copy my gestures)" 라고 말하면서 하는 것이 쉬울지도 모르겠다.

당신 몸에 있는 여러 신경을 검사해보겠습니다.

I need to check various nerves around your body.

신경 진찰(검사)을 시작하겠습니다.

I'm going to check for any neurological problems.

OK, let's start the neurological examination.

내가 말하는 대로 해보십시오.

Please follow my instructions carefully.

어휘 various 다양한 neurological 신경학적
instruction 지시

상급표현 내가 하는 동작을 따라해보십시오.
I want you to copy my gestures.

환자 배려하기

통증을 동반하는지 아닌지 에 관계없이 환자를 배려하는 것은 항상 필요하다. 특히 다양한 문화적 배경이 있는 외국인 환자를 대할 때는 적절한 설명이 진찰의 일부라는 인식을 갖는 것이 필요하다.

통증이 있으면 말씀해 주십시오.

Let me know if you feel any pain.

도중에 불편하시면 알려주십시오.

Please let me know if you start feeling unwell.

잠시 쉬겠습니다.

Let's take a short break.

어휘 unwell 몸이 편치 않은 break 짧은 휴식

시야 진찰하기

시야를 진찰하여 시신경, 시로의 어느 부분에 병변이 있는지를 추측할 수 있다.

오른쪽 손으로 오른쪽 눈을 가려주십시오.

Can you cover your right eye with your right hands?

왼쪽 눈으로 나의 오른쪽 눈을 계속 보고 계십시오.

Keep your left eye trained on my right eye.

이 손가락이 보이면 바로 알려주십시오.

Give me a signal as soon as you can see this finger.

내 손가락이 보이지 않으면 말씀해 주십시오.

Tell me when you can no longer see my finger.

어휘 cover 가리다. train on ~를 향하다. signal 신호

상급표현 한쪽씩 시야를 조사하다.

I'd like to do a visual field test on each eye separately.

손가락이 두개로 보이십니까?

Does my finger appear double?

안구운동을 진찰하기

손가락을 움직일 때 부드럽게 천천히 움직이도록 한다. 수평(horizontal) 또는 수직(vertical)으로 안구운동이 되는지 관찰한다.

(손가락 하나를 세워서) 이 손가락이 보이십니까?

Can you see my finger?

한쪽씩 눈의 움직임을 조사합니다.

I'm going to check your eye movements in each eye separately.

여러 방향으로 손가락을 움직입니다.

I'm going to move my finger in various directions.

머리를 움직이지 말고 눈으로만 손가락을 따라와 보십시오.

Follow my finger with your eye, but don't move your head.

어휘 various 다양한 direction 방향 follow 따라오다.

상급 표현 손가락이 움직이지만 눈은 움직이지 말고 똑바로 앞을 바라보고 계십시오.

I'm going to move my finger, but I want you to look straight ahead and not follow my finger.

어지럼증이 발생하지 않으십니까?

Are you feeling any dizziness at all?

대광(빛) 반사 진료하기

동공의 수축(pulp contraction)을 보기 위한 검사이다. 광선을 비출 때의 상급표현은 "조금 눈이 부십니다" 라고 말하면 된다.

눈에 광선을 비추는 검사입니다.

I'm going to use this penlight to check your eyes.

지금부터 대광반사를 체크 합니다.

Now I'm going to check your light reflexes.

손전등으로 눈을 비추어 봅니다.

Let me shine this penlight into your eyes.

이쪽을 보고 계십시오.

Keep your eyes focused here.

어휘 shine 비추다. reflex 반사

상급표현 조금 눈이 부십니다.
It might be a little bright.

안저 진찰하기

안저는 환자의 얼굴 가까이 접근하여 하는 검사이므로 공포감을 주지 않도록 하는 것이 중요하다.

눈 속 깊은 곳을 진찰합니다.

I just want to examine to back of your eyes.

I'm going to examine your eyegrounds

방을 어둡게 합니다.

I'll just dim the light.

어느 한 점을 계속 보고 계십시오.

Keep your eyes on the spot.

안저에 빛을 비춥니다.

I'm going to shine a light into the back of your eye.

어휘 dim 어둑한 shine 비추다.

상급 표현 눈이 부시겠지만 특별히 어떤 곳을 보지 말고 먼 곳을 보고 계십시오.

It'll be a little bright, but I want you to keep looking into the distances without focusing on anything in particular.

화면의 녹색 빛을 보고 계십시오.

Keep your eyes on the green dot on the screen.

삼차 신경 진찰하기

안면의 감각을 담당하는 것이 삼차신경이다. 붓 등을 사용하여 진찰한다.

얼굴의 감각을 검사합니다.

I'm going to check your facial sensation.

지금부터 얼굴을 만져보겠습니다.

I'm going to touch your face now.

[   ] 을 만져봅니다.

I'm going to touch our [   ] .

만지는 감촉이 좌우 같습니까?

Does the touch feel the same on the right and left sides?

Do you feel any difference between the sensation of the tough on the right and that on the left?

[   ] 의 예　이마 forehead　볼 cheek　턱 chin

상급 표현　삼차신경 trigeminal nerve

안면신경을 진찰하기

안면 근육의 운동을 담당하는 것이 안면신경이다. 외국인 환자의 경우 다음 표현을 사용하면서 "나처럼 표정을 지어보세요(copy my gesture)." 라고 말해 주는 것이 좋다.

이마에 주름을 잡아보세요.

I want you to try raising your eyebrows to make wrinkles on our forehead.

힘을 주어 눈을 꽉 감아보십시오.

Squeeze your eyes as tightly shut as you can.

이마에 주름을 잡아보세요.

Try to make wrinkles on your forehead.

가능한 한 양 눈썹을 위로 치켜들어보세요.

Raise both of your eyebrows as high as you can.

상급 표현

입을 꽉 다물어 주십시오.
Now bring the corners of your mouth as close together as you can.
입을 옆으로 활짝 벌려주십시오.
Try to stretch the corners of your mouth as fa apart as you can
힘을 주어 "이" 하고 소리내어 보십시오.
Say "ee" and try to stretch the corners of your mouth as far apart as you can
안면신경 facial nerve

청력 진찰하기

청력을 확인 할 때 주의해야 할 것은 왼쪽 귀와 오른쪽 귀의 청력이 다른 것이다. 환자도 좌우차이가 있는지(difference between right and left ears/bilateral difference)를 잘 확인해야 한다.

귀의 청력을 검사합니다.

Let me test your hearing.

이 음차가 들립니까?

Can you hear the tuning fork?

좌우 청력에 차이가 있습니까?

Does it sound any different in your left and right ears?

음차를 당신 이마에 대 봅니다.

I'm going to place the base of the tuning fork against your forehead.

어휘 tuning fork 음차 place 놓다.

상급 표현 소리가 들리지 않으면 말씀해 주십시오.
Let me know as soon as you can't hear the sound any more.

청신경 acoustic nerve
와우신경 cochlear nerve

연구개와 혀의 움직임을 진찰하기

설인신경 미주신경 설하신경의 이상을 관찰한다.

입속을 보겠습니다.

I'm going to examine the inside of your mouth.

입을 크게 벌려주십시오.

Open you mouth wide

"아-" 하고 소리내어 보세요.

say "Ah."

혀를 앞으로 내밀어 주십시오.

Can you stick our tongue out for me, please?

어휘 stick 찌르다.

상급 표현
설인신경 glossopharyngeal nerve
미주신경 vagus nerve
설하신경 hypoglossal nerve

경부 근육 진찰하기

부신경이 머리의 회선과 어깨 들어올리는 일을 하고있다.

목의 근육을 조사하겠습니다.

Let me check your neck muscles.

목을 오른쪽으로 돌린 상태에서 가만히 계십시오.

Turn your head to the right and hold it there.

이제 원래처럼 정면으로 머리를 돌리십시오.

Now, I'll try to turn your head back to the original position.

오른쪽으로 머리를 돌린 상태에서 밀고 있는 힘에 대해 저항상태로 힘을 주고 계십시오.

But I want you to resist me and try to keep your head turned to the right.

어휘 original position 원래의 위치 resist 저항하다.

상급표현 할 수 있는 만큼 어깨를 들어올리십시오.
Raise your shoulders as high as you can

부신경 Accessory nerve

손가락 코대기 검사하기

손가락 코대기 검사(finger to nose test)를 할 때의 표현을 정리하였다. 2 - 3회 반복하여 소뇌기능을 진단한다.

당신의 두번째 손가락으로 당신의 코끝을 만져보십시오.

I want you to touch the tip of your nose with your index finger.

이어서 당신의 두번째 손가락으로 나의 두번째 손가락을 만져 보십시오.

Next, move your index finger to touch my index finger.

이제 이 동작을 반복해서 당신의 코와 내 손가락을 번갈아 가면서 만져 보십시오.

Now repeat the action, alternately toughing your nose and my index finger.

내 손가락 위치를 조금 바뀔 것입니다만 계속 그것을 만져보십시오.

I'm going to move my finger a little, but keep trying to touch it.

어휘 tip 끝 alternately 교대로

상급 표현 두번째 손가락으로 내 두번째 손가락과 당신의 코를 교대로 만져 보십시오.

With your index finger, I want you to keep touching my index finger and then your nose.

당신의 엄지손가락과 두번째 손가락을 함께 모아보십시오.

I want you to keep bringing your thumb and index finger together.

손가락 맞대기 검사

손가락 코대기 검사(finger to nose test)와 마찬가지로 소뇌기능에 장애가 있는지를 체크한다.

양손을 옆으로 벌리고 손가락으로 위를 가르키십시오.

I'd like you to stretch your arms out sideways with your index fingers pointing upward.

이제 눈을 감고 당신 두번째 손가락이 당신의 정면을 향하게 하십시오.

Now close your eyes and bring your arms around so that our index fingers touch in front of you.

그 동작을 내가 그만두라고 할 때까지 반복 하십시오.

Carry on doing that until I tell you to stop.

상급 표현 이제 당신 팔꿈치를 어깨 높이로 올리시고 두번째 손가락이 서로 닿을 때까지 움직이십시오.

Now raise your elbows to shoulder height, and move your index fingers toward each other until they touch.

상지의 편마비 진찰하기

가벼운 편마비(hemiparalysis)를 진단할 때는 barre 징후가 중요하다. 아래 방법으로 편마비측의 손이 내려가는 것을 확인한다.

손바닥을 위를 향하게 하고 양 팔을 앞으로 내밀어 주십시오.

Stretch your arms forward with the palms facing up.

팔을 앞으로 뻗은 채 손바닥을 내쪽으로 향하게 하십시요.

Keep your arms in front of you, bend your wrists up so your palms are facing me.

이제 눈을 감으십시요.

Now, close your eyes.

어휘 stretch 뻗다. forward 앞으로 palm 손바닥
face 향하다.

상지근력 진찰하기 ①

도수근력 테스트(manual muscle test, MMT)를 할때 사용하는 표현이다. 각 근육에 대해 타동적으로 힘을 가할 때 환자는 그것에 저항(resist)하는 힘을 주도록 한다.

양팔을 옆으로 벌리십시오.

Stretch your arms sideways.

내가 팔을 누를 테니까 팔이 내려가지 않도록 힘을 주십시오.

I'm going to press down on your arms, but I want you to try to keep them up.

(팔꿈치를 구부린 상태에서) 내가 당신 팔을 내쪽으로 당길 것입니다.

(Bend your elbow.) Now, I'm going to pull your forearm toward me.

팔이 펴지지 않도록 팔꿈치를 굽힌채로 당신쪽으로 당기십시오.

I want you to keep your elbow bent and pull your forearm back toward you.

어휘 stretch 펴다. sideways 옆으로 bend 구부리다.

상급표현 당신 팔꿈치를 구부리려고 할 것입니다.
I'll try to bend your elbow.
굽혀지지 않도록 할 수 있는 한 팔꿈치를 펴고 계십시오.
I want you to keep our elbow as straight as you can.

상지근력 진찰하기 ②

상지의 주된 근육에 대한 도수근력 테스트(manual muscle test : MMT)이다. MMT의 지시는 여기 있는 표현을 사용하면서 다시 동작을 해 보이는 것이 좋다.

팔꿈치를 ______ 해주십시오.

I want you to ______ your elbow.

팔굼치를 ______ 처럼 하려고 합니다만 그것에 반대로 힘을 주어보십시오.

I'll try to ______ your elbow, but I want you to resist me and hold it tight.

손목관절을 단단히 ______ 하여 주십시오.

Keep your wrist firmly ______ .

주먹을 내 힘에 지지 않을 정도로 펴보십시오.

I want you to resist my grip and try to keep your fingers apart.

______ 의 예 구부리다. bend 펴다. straighten
______ 의 예 구부러진 bent 펴진 extended

어휘 resist 저항하다. wrist 손목 firmly 단단하게
grip 잡다. apart 펴다.

악력 테스트 하기

우세한 손(dominant hand)이 어느 쪽인지 확인한 후에 악력을 측정한다. 어느 쪽 손부터 하던지 상관없지만 반드시 양쪽을 다 검사한다.

악력을 검사합니다.

I'm just going to test your grip.

우세한 손이 어느 쪽입니까?

Which is your dominant hand?

오른손잡이 입니까? 왼손잡이입니까?

Are your right-handed or left-handed?

악력계을 가능한한 꽉 잡아보십시오.

Squeeze the trip strength meter as hard as you can.

어휘 grip 잡다. dominant hand 우세한 손
squeeze 쥐어짜다.

상급 표현 내 손가락을 가능한한 꽉 잡아보십시오.
I want you to squeeze my fingers as hard as you can.

하지의 편마비를 진찰하기

하지의 편마비나 소뇌증상을 진단할 때 아래 표현이 유용하다.

신발을 벗어주십시오.

Could you take your socks off, please?

엎드려 주십시오.

If you could lie down on your stomach.

무릎을 구부려주십시오.

Bend your knees.

천장을 보고 누워서 무릎을 구부려 세워주십시요.

I'd like you to lie on your back and bend your knees up.

상급 표현

왼쪽 발꿈치로 오른쪽 다리 무릎에서 발목까지 앞쪽을 따라 내려가 보십시오. 또한 무릎까지 올라와 보십시오.

I want you to run your left heel down the front of your right leg from the knee to the ankles, and then back up to the knee.

이제 이 동작을 반복해 주십시오.

Now, switch legs and do the same thing again.

하지의 도수근력 테스트 하기 ①

하지 운동계를 진찰할 때 사용하는 표현이다. "바로 누우십시오" 라는 표현은 lie down on your back이 가장 적절하지만 abdominal position, prone position라고 말하는 경우도 있다.

의자에 앉아서 오른쪽(왼쪽) 무릎을 올려주십시오.

I'd like you to sit on this chair and raise your right(left) knee.

내가 무릎을 누를 것입니다만 무릎이 내려가지 않도록 힘을 주십시오.

I'm going to push down on your knee, but I want you to try keep it raised.

무릎을 쭉 펴보십시오.

Now, straighten your knee.

내가 무릎을 구부리려고 할것입니다만 계속 펴고 계시도록 힘을 주십시요.

I'm going to try to bend your knee, but I want you to keep it as straight as you can.

어휘 raise 올리다. push down 아래로 누르다.
straighten 펴다.

하지의 도수근력 테스트 하기 ②

하지의 각 근육에 대한 도수근력테스트(manual muscle test : MMT)이다.

다리를 올리고 무릎을 90도로 구부려주십시오.

Please raise your legs and bend your knees at an angle of 90 degrees.

내가 넙적다리를 누를 것입니다만 다리를 올린 상태로 계속 유지하도록 힘을 주십시오.

I'm going to pull down on your thighs but I want you to try to keep them raised.

무릎을 똑바로 펴고 다리를 올려 주실수 있으십니까?

Could you raise your legs, keeping your knees straights?

내가 무릎을 구부리려고 할것입니다만 다리를 똑바로 편 상태로 유지하시기 바랍니다.

I'm going to try to bend your knees, but I want you to try to keep them straight.

어휘 raise 올리다. bend 구부리다. angle 각도
pull down 아래로 내리다. straight 똑바로

하지의 도수근력 테스트 하기 ③

하지의 각 근육에 대한 도수근력 테스트(manual muscle test : MMT)이다. 어느 쪽 다리부터 시작해도 되지만 반드시 양쪽 모두 진찰해야 된다.

똑바로 누워서 무릎을 세워주십시오.

Please lie on your back and draw your knees up.

다리를 잡아당길것입니다만 무릎을 구부린채 유지하십시오.

I'm going to pull on your legs, but I want you to try to keep your knees bent.

이제 엄지발가락을 위로 올려보십시오.

Now raise your toes, but not your heels.

엄지발가락을 누를 것이니까 엄지발가락을 위로 올려보십시오.

I'm going to try to push your toes down, but I want you to try to keep them raised.

어휘 bend 구부리다. raise 올리다. push down 누르다.

상급 표현 엄지발가락을 누를 것입니다만 자동차 페달을 밟을 때처럼 발바닥을 아래로 누르십시오.

I'm going to try to push your toes up, but I want you to try to keep them down as if you were pushing down on the gas pedal.

하지 진동각 진찰하기

하지 진동각에 장애가 없는지 음차(tuning fork)를 이용하여 스크리닝 한다. 음차를 대는 곳은 medial malleolus나 lateral malleolus 어느쪽도 문제는 없다.

음차를 발목 근처에 대려고 합니다.

I'm going to place the base of the tuning fork against your ankle.

진동이 느껴지십니까?

Can you feel it vibrating?

진동이 느껴지면 알려주십시오.

Give me a signal when you feel the vibration.

진동이 느껴지지 않게 되면 말씀해 주십시오.

Tell me when you stop feeling the vibration.

어휘 place 놓다. tuning fork 음차 ankle 발목
vibration 진동

보행 진찰하기

보행 검사를 할 때는 환자 가까이 가서 넘어지지 않도록 도와주어야 한다. 환자가 휘청거린다던지 비틀거리거나 해서 넘어지지 않도록 조심해야 한다.

걷는 모습을 보여주세요.

I'd like to seek how you walk.

여기서 문까지 걸어가 보십시오.

Could you walk toward the door for me, please?

거기에서 이쪽으로 돌아오십시오.

Now, walk back here.

이 선(라인)위로 걸어 오십시오.

I want you to walk on this line.

상급 표현

한쪽 발의 엄지발가락이 다른쪽 발의 발뒤꿈치에 닿도록 하면서 걸어보십시오.

Now try walking so that the big toe of one foot touches the heel of your other foot.

당신이 있는 곳에서 나있는 곳으로 걸어왔다가 다시 돌아가 보십시오.

Walk to me from where you are, and then back again.

심부위 근처를 진찰하기

눈을 감게 하는 것은 Romberg sign을 보기 위해서이다. 눈을 감을 때는 몸이 동요되지 않는 지를 스크리닝 한다.

양쪽 발을 가능한한 붙이고 똑바로 서 보십시오.

Please stand straight with your feet together.

그 자세 그대로 눈을 감아보십시오.

I want you to maintain that posture and close your eyes.

이제 한쪽 다리로 서 보십시오.

Now, please stand on one foot.

어휘 maintain 유지하다. posture 자세

하악 반사 진찰하기

환자의 얼굴을 두들겨 보아야 하므로 어떤 검사를 할 것인지 환자에게 잘 설명한다. Tap이란 단어는 (가볍게 두드리는 것) 이라는 의미이며 가볍게 대면서 환자를 안심시키도록 한다.

입을 조금 벌려 주십시오.

Can you open your mouth a little?

턱을 가볍게 두드려 보겠습니다.

I'm going to give you a tap on the chin.

손가락으로 턱을 잡고 햄머로 살짝 두드려보겠습니다.

I'm going to place my finger on your chin and then tap my finger lightly with a reflex hammer.

어휘 tap 가볍게 두드리다. chin 턱 lightly 가볍게

상지 반사 진찰하기

햄머로 환자를 두드릴 때는(검사부위는 아니다), 팔 등을 가볍게 두드려 보면서 검사의 느낌을 맛보게 하는 것이 좋을지도 모르겠다.

지금부터 힘줄반사를 보겠습니다.

I'm going to check your tendon reflexes.

이 햄머로 힘줄을 두들겨 보겠습니다.

I'm going to tap your tendons with this reflex hammer.

손가락으로 힘줄을 살짝 밀어보겠습니다.

I'll just push on your tendon a bit.

어휘 tendon reflex 힘줄반사 a bit 조금

슬개건 반사 검사하기

슬개건(patellar tendon)의 위치를 확인했으면 그 위치를 햄머로 두들긴다. 반사가 정상이면 하퇴(lower leg/lower thigh)가 적당히 신전(extension) 된다.

슬개건 반사를 진단합니다.

I'd just like to check your knee reflexes.

침대에 걸터 앉아서 다리에 힘을 빼십시오.

Just sit on the bed and relax your legs.

양무릎을 세우고 힘을 빼십시오.

Could you raise your knees a little? Keep them relaxed.

양쪽 무릎을 햄머로 칠 것입니다.

I'm going to tap your knees with this reflex hammer.

어휘 knee tendon reflex 슬개건 반사

상급 표현 조금 아플지도 모르겠습니다.
It might be slightly painful.

아킬레스 건 반사 검사하기

아킬레스 건 반사는 하퇴삼두근(triceps surae reflex)라고도 한다. 반사가 정상이라면 발이 적당히 발바닥 굽힘(plantar flexion)이 된다.

아킬레스 건 반사를 검사합니다.

I'm just going to test your Achilles reflex.

발뒤꿈치를 가볍게 두들깁니다.

I'll just give your heels a light tap.

발에 힘을 빼 주십시오.

Keep your legs and feet relaxed.

어휘 achilles tendon reflex 아킬레스 건 반사 lightly 가볍게

상급 표현 양쪽 아킬레스 건을 두들깁니다.
I'm going to tap both of your Achilles tendons to see what happens.

Babinski 징후 검사하기

타진 할 때 사용하는 기구의 반대쪽을 사용하여 발바닥을 긁어본다. 정상이면 엄지발가락은 plantar flexion되지만 병적 반사에서는 엄지발가락이 dorsiflexion되고 다른 발가락은 plantar flexion되면서 부채 모양으로 벌어진다.

발바닥을 보여주십시오.

Let me see the soles of your feet.

이 열쇠로 발바닥을 긁어볼 것입니다.

I'm just going to stroke the soles of your feet with this key.

약간 간지러울수 있지만 조금만 참아주십시오.

It may tickle a little, but please bear with me.

발에 힘주지 마시고 편하게 계십시오.

Try to keep your feet relaxed.

어휘 sole 발바닥 stroke 긁다. tickle 간지럽다.
bear with... ~참다.

감각장애 진찰하기

감각장애의 선별검사로는 촉각이나 통각의 좌우차(difference between right and left sides) 소실(sensory loss) 감각저하(hypoesthesia) 과민(hypersensibility) 등을 평가한다.

______를 만지려고 하는데 느껴지시면 말씀해 주십시오.

I'm going to touch your ______. Give me a signal when you feel the touch.

이쑤시개로 가볍게 찌르려고 합니다.

I'm going to give your skin a light prick with this toothpick.

통증이 느껴지면 알려주세요.

Let me Know if you feel any pain.

좌우 발의 감각이 다릅니까?

Is the sensation you feel in the foot any different from that in the right foot?

______의 예 팔 arm 다리 leg

어휘 prick 찌르다. lightly 가볍게 toothpick 이쑤시개

상급 표현 어느 부위에 저림증이 있으십니까?
Can you show me where you feel the numbness?
내가 당신 엄지발가락을 펴고 있는지 구부리고 있는지 알려주십시오.
Can you tell whether I'm straightening your toes or bending them?

의식 레벨 진찰하기

의식 레벨의 진찰에는 2가지 방법이 있다. 하나는 일본 코마 스케일(Japan Coma Scale)이고 다른 하나는 글라스고 코마 스케일(Glasgow Coma Scale)이다.

눈을 떠 보십시오.

Please open your eyes.

오늘은 몇월 몇일 입니까?

Can you tell me what the date is today?

당신의 이름과 나이를 말씀해 주십시오.

Can you tell me your name and age, please?

어휘 date 날짜

목부위 경직을 진찰하기

뇌수막염(meningitis)나 지주막하 출혈(subarachnoid hemorrhage, SAH)이 있을 때 중요한 징후이다.

목에 힘을 빼십시오.
Please relax your neck.

머리를 움직여볼 것입니다.
I'm going to move your head.

힘을 빼고 누우십시오.
Lie on your back and relax.

머리를 들어볼 것입니다.
I'm going to lift your head.

상급 표현
통증이 있으면 알려주십시오.
Please let me know if you feel any pain.

인지기능 검사하기 ①

계산(calculation)이나 기억(memory) 등의 인지기능을 감별한다. 질문은 모두 간단하고 일반적인 질문(general question)으로 구성되어 있다.

100 부터 거꾸로 세어보십시오.

I'd like you to count backwards from 100.

100 - 7은 얼마입니까?

What is 100 minus 7?

다시 7을 빼면 얼마가 됩니까?

Subtract 7 again, and what do you get?

지금 보여드린 물품에는 무엇이 있었습니까?

Can you recall the things I showed you just now?

어휘 backward 거꾸로 subtract 빼기 recall 기억하다.

인지기능 검사하기 ②

치매(dementia)는 단기기억(short-term memory)이 이른 시기부터 장애 된다.

지금부터 말하는 단어를 기억해 주십시오.
I want you to memorize the words I'm going to say to you.

나중에 물어 볼 것이므로 잘 기억해 주십시오.
Try not to forget them, as I'll be asking you to recall them later.

제가 아까 기억해 주십시오 라고 했던 단어는 무엇이었습니까?
Now, what were the worlds I asked you to memorize?

10시 10분을 나타내는 시계를 그려보십시오.
Can you draw me a clock showing 10 minutes past 10.

어휘 memorize 기억하다.

상급표현 이 그림과 같은 것을 이쪽에 그려 보십시오.
I'd like you to try to copy the picture.

Chapter 6

진단

diagnosis

대기실에서 대기하도록 하기

진찰이 일단 끝나면 다음 검사의 지시나 검사 결과가 나올 때까지 대기실에서 기다리도록 지시하게 된다.

밖에 앉아서 기다려주십시오.

Could you step outside and take a seat in the waiting room, please?

결과가 나오면 곧 알려드리겠습니다.

We'll call you as soon as we get the results.

15분 정도 걸립니다.

It'll take about 15 minutes.

잠시 동안 밖에서 기다려주십시오.

Could you step outside and wait for a while, please?

어휘 step out 나가다. waiting room 대기실

좋은 진찰 결과 전하기

검사 결과가 나오기까지 대기실에서 기다리게 할 때는 "Could you wait here for about 30minutes?"와 같이 기다리는 시간이 어느 정도 될지 구체적으로 알려주는 것이 좋다.

검사 결과 양성 질환입니다.

The test shows that your disorder is benign.

양성 질환이지만 약은 드실 필요가 있습니다.

The condition is benign, but you need to take some medications.

______ 번 검사는 모두 정상십니다.

The ______ test results were all normal.

______ 의 징후가 전혀 없다고 말씀드릴 수 있어서 기쁩니다.

I'm happy to say you showed no signs of ______ .

______ 의 예 혈액 blood 소변 urine

______ 의 예 악성 malignancy 악화 deterioration

어휘 benign 양성 medication 약제

상급 표현 악성 질환은 아니지만 만성화 될 수는 있습니다.
Your condition isn't malignant, but it could be chronic.

나쁜 진찰 결과 전하기

진찰 결과 좋지 않은 진단 결과를 환자에게 전할 때의 표현이다. 불안을 줄일 수 있는 표현과 함께 사용하는 것이 좋다.

유감스럽지만 악성 질환입니다.

I'm sorry to tell you that the disorder is malignant.

꽤 병이 진행되어 있습니다.

The disease is very advanced.

가능한 한 빨리 치료를 시작해야 됩니다.

You need to be treated as soon as possible.

유감스럽지만 ＿＿ 에 암이 발견되었습니다.

I'm sorry to have to tell you that the ＿＿ shows you have cancer.

＿＿ 의 예 혈액검사 blood test
유방촬영술 mammography

어휘 malignant 악성의 advanced (질병이) 진행된

상급 표현
검사 결과를 종합하면 수술이 필요합니다.
The test results indicate that you will need surgery.

완화 치료를 생각할 필요가 있습니다.
You need to consider receiving palliative care.

불안을 완화시키기

환자는 아주 불안하게 된다. 만약 좋은 치료법을 구체적으로 제시할 수 있다면 "아주 좋은 치료법이 있습니다(We have a really good treatment)." 라고 한마디 추가할 수 있다.

너무 걱정하실 필요는 없습니다.

You needn't be too concerned.

걱정할 것 없습니다.

There's nothing to worry about.

연령대로 볼 때 당신 상태는 문제가 없습니다.

Your condition is normal for a person of your age, so there's no problem.

악성 질환이지만 화학요법이 있습니다.

This is a malignant disease, but there's a treatment known as chemotherapy.

어휘 malignant 악성의 therapy 치료
chemotherapy 화학요법

확진 되지 않은 것을 알리기

진찰 · 검사를 했어도 확진되지는 않은 경우의 표현이다. 환자에게는 다음 항목에 있는 것 같은 여러 가지 추가 검사를 하도록 하게 된다.

현재로서는 ____ 가 가장 가능성이 높지만 확진 된 것은 아닙니다.

For now, a ____ is the likeliest cause, but we can't say for sure.

유감스럽지만 증상의 원인은 잘 모르겠습니다.

I'm afraid we haven't been able to determine the cause of your symptoms.

____ 의 예 위궤양 gastric ulcer 양성 종양 benign tumor
악성종양 malignant tumor

어휘 for now 현재로는 for sure 확실히
I'm afraid... 유감스럽지만 determine 결정하다.

재검사가 필요하다는 것을 알리기

재검사라고 말하면 환자는 불안하게 된다. 이런 경우는 p.145에 있는 (불안을 누그러트리는) 표현을 함께 사용한다.

확인하기 위해 혈액검사를 한번 더 하겠습니다.

I'd like you to have another blood test again, just to be doubly sure.

약 1개월 후에 재검사를 합시다.

You need to be tested again in a month or so.

정밀검사로 CT가 필요합니다.

You need to take a CT so that we can examine you more closely.

경과를 보기 위해 2주 후에 MRI가 필요합니다.

You need to have a follow-up MRI in 2 weeks.

상급 표현

내주에 재검사를 하려고 합니다만 형편이 괜찮으십니까?

We can schedule another test for your next week. Would that be convenient for you?

혈액 검사의 결과는 간신히 정상범위입니다.

Your blood test results were within the normal range, but only just.

입원 지시하기

입원(hospitalization)이라고 말해서 불안하지 않은 환자는 없다. 여기서도 p.145에 있는(불안을 누그러트리는) 표현이 도움이 된다.

입원이 필요합니다.

We need to admit you(to the hospital).

약 1주일간 입원하십시오.

You'll need to be hospitalized for a week or so.

입원해서 수액 투여를 합시다.

We'll admit you for an IV.

입원해서 추가 정밀검사를 하겠습니다.

We'll admit you and take a closer look with several additional tests.

어휘 admit to hospital/hospitalize 입원하다.
additional 추가의

상급 표현 2주간의 입원 수술 치료가 필요합니다.
You need to be hospitalized for 2 weeks for surgery and treatment.

치료방침 전달하기

투약(medication)이나 수술(surgery) 등 앞으로의 치료방침에 대해 설명하는 표현이다. 환자가 가장 알고 싶은 것의 하나이므로 확실하게 말한다.

약의 경구투여로 치료를 시작합시다.

We'll put you on oral medications.

가능한한 빨리 수술하는 것을 권합니다.

I think you should have surgery as soon as possible.

____ 가 가장 좋다고 생각합니다.

I believe non-surgical treatment with ____ is the best option for you.

빠른 수술치료가 필요합니다.

You need to be operated on sooner rather than later.

____ 의 예 화학요법 chemotherapy
물리치료 physical therapy
대증요법 symptomatic treatment

어휘 oral medication 경구약
sooner rather than later 조만간

상급표현 조만간 수술이 필요할 가능성이 있습니다.
My opinion is that you'll need to be operated on sooner or later.

복약지시 하기 ①

약에 관해서는 처방전(prescription)을 약국에 가지고 가야 되는 경우도 많다. 그런 경우 여기 있는 예문을 사용한다.

약을 처방하니까 ______ 를 드십시오.

I'm prescribing some medicine for you.

You need to take it ______ .

처방전을 가지고 약국에 가서 약을 받으십시오.

Take this prescription to the pharmacy, and they'll give you your medication.

우선은 약한 약부터 시작합니다.

We'll start you off with a mild medication.

______ 의 예
하루에 3회 3 times a day
8시간마다 every 8 hours
취침 전에 before going to bed
매식 후에 after each meal
식전 1시간에 one hour before meals
식사와 식사 사이에(식간에) between meals
공복에 on an empty stomach

복약지시 하기 ②

복약 지시가 틀리면 안된다. 여기 있는 표현은 복약 간격, 함께 복용할 수 있는 것 등 환자에게는 중요한 정보들이다.

증상이 심할때에만 이 약을 복용하십시오.

You should only take this medication when the symptoms are severe.

약을 복용하는 간격은 적어도 8시간 이상 되도록 하십시오.

The interval between doses should be at least 8 hours.

이 약은 항생제와 함께 복용해서는 안됩니다.

You can take this medicine even if you're also taking antibiotics.

술을 함께 드시면 안됩니다.

You mustn't drink any alcohol while you're taking this medication.

어휘 medication 약제 interval 간격 antibiotic 항생제

복약 지시하기 ③

여기서는 복약에 대해서 전체적인 주의사항을 정리하였다. (마음대로 복용량을 변경하지 않기) 등은 당연한 것이지만 반드시 말해 두지 않으면 안된다.

정기적으로 ▭ 를 복용하여 주십시오.

You should take this ▭ orally at regular intervals.

마음대로 약을 끊는다던지 복용량을 증가한다던지 하지 말아주십시오.

You mustn't stop taking this medication unless your doctor tells you to, and you mustn't exceed the stated dose.

이 약은 최장 2주분 밖에 처방할 수 없습니다.

I can only prescribe a 2-week supply of this medicine.

▭ 의 예
항생제 antibiotic　진통제 analgesic
해열제 antipyretic　기침약 cough medicine
철분 보충제 iron supplement
소화제 digestive medicine
항경련제 antiepileptic drug
혈압하강제 antihypertensive drug
항 혈소판제 antiplatelet drug

복약 지시하기 ④

약제는 경구투여 외에도 여러 가지 종류가 있다. 습포제(poultice), 좌약(suppository), 연고(ointment) 등을 처방할 때는 여기 있는 표현을 사용한다.

혀 밑에 넣고 녹을 때까지 기다리십시오.

Place the tablet under your tongue and leave it there until it dissolves.

씹거나 삼키지 마십시오.

You mustn't chew or swallow this.

이 습포제를 가슴에 붙이십시오.

Put this poultice on your chest.

붙이는 장소는 매회 바꾸어 주십시오.

Put it on a different area each time.

어휘 chew 씹다. poultice 습포제

상급 표현 항문에 넣고 1 - 2분간 손가락으로 누르고 계십시오.
You need to put this in your anus and hold it there for a minute or two with your fingers.

하루에 몇 번 이 크림을 얇게 바르십시오.
You should apply this cream thinly several times a day.

부작용에 대해 설명하기

부작용(side effect)에 대한 설명이 아주 중요하다는 것은 말할 필요가 없다. 확실하게 설명함으로써 환자의 복약 순응도(comliance)를 높일 수 있다

졸릴지도 모르므로 운전하지 마십시오.

This medication can cause drowsiness, so you shouldn't drive while you're taking it.

이 약은 소화 장애가 올 수 있습니다.

This medication may upset your stomach.

변비가 생길 가능성이 있습니다.

This medication sometimes causes constipation.

이 약은 ______를 초래할 수 있습니다.

This medication might cause ______.

______의 예 머리카락이 빠지다. hair loss
목이 마르다 excess thirst 어지럽다. dizziness

어휘 drowsiness 졸음 constipation 변비

상급 표현 위장약도 처방했으므로 함께 드십시오.
I'm also prescribing a digestive medicine, so take it together with the other medication.

술 후 지시하기

수술 후의 지시사항을 설명하기 위한 표현이다. "~를 삼가해 주십시요.", "~를 사용해 주십시요." 등의 지시는 확실하게 말해두지 않으면 안된다.

______ 을 2주간 사용하십시오.

I want you to use a ______ for two weeks.

술은 한달간 삼가하여 주십시오.

I must ask you to refrain from drinking alcohol for a month.

______ 라면 다시 진찰받으러 오십시오.

Come and see me again if you ______ .

______ 의 예 목보조기 neck brace 허리보호대 back brace
휠체어 wheelchair

______ 의 예 발열, 발진이 나타나다. develop a fever/rash
소화장애가 있다. have an upset stomach
구역질이 있다. feel nauseous
식욕이 없다. lose your appetite

생활 습관 개선 촉구하기 ①

생활 습관을 개선하는 것이 치료와 거의 같은 효과가 있는 질환도 있다. 여기서는 주된 기호품에 대한 주의사항을 기재하였다.

담배는 가급적 피우지 않으시도록 하십시오.

You should avoid smoking as far as you possibly can.

술은 하루에 포도주 한잔 정도로 하여주십시오.

You should limit your alcohol consumption to a glass of wine a day.

____ 을 너무 많이 드시지 않도록 주의하십시오.

Avoid eating too much ____ .

밤 늦게 식사나 간식은 하지 마십시오.

You should avoid eating between meals and late at night.

____ 한 식사를 명심하십시오.

Try to eat ____ .

____ 의 예 염분 salt 설탕 sugar 기름진 음식 greasy food

____ 의 예 균형있는 식사 a balanced diet
지방이 없는 식사 a fat-free diet

상급 표현 금연이 어려우면 적어도 담배 피우는 횟수를 줄이십시오.
If you can't quit smoking, at least cut back on the number of cigarettes you smoke.

생활 습관 개선 촉구하기 ②

환자에게 건강한 생활 리듬을 촉구하는 표현이다. 운동(excecise)나 수면(sleep) 등이 주된 토픽이다.

30분 정도 가벼운 운동을 적어도 주 2회 하십시오.

You should exercise lightly for about 30 minutes at least twice a week.

수면 시간을 확실하게 확보하십시오.

Make sure you get plenty of sleep.

______ 을 피하고 규칙적인 생활을 하십시오.

Avoid ______ and try to live a regular life.

충분한 ______ 를 하십시오요.

Be sure to get plenty of ______ .

______ 의 예 탈수 dehydration
폭음폭식 overeating and overdrinking

______ 의 예 수면 sleep 영양식품 nutritious food

어휘 plenty of... 많은~

상급표현 주 1회는 금주의 시간을 가지도록 하십시요.
You should keep at least one day a week alcohol free.

통원 지시하기

정기적인(regularly) 통원을 지시할 때는 어느 정도의 빈도로 통원하는 것이 좋은지 구체적으로 말한다.

_____ 정도의 빈도로 병원에 오시도록 하십시오.

I'd like you to come to the clinic _____ .

증상이 지속되면 다시 진찰 받으러 오십시오.

Come and see me again if the symptoms persist.

정기적인 진찰이 필요합니다.

You need to be examined at regular intervals.

오늘로서 통원진료는 더 이상 안하셔도 됩니다.

You are now completely better, so you don't need to come in anymore.

_____의 예 일주일에 2－3회 2 or 3 days a week
매주 every week
2주 간격으로 once every other week

어휘 persist 지속하다. interval 간격

다른 병원 소개(의뢰)하기

통원이 곤란한 경우보다 전문적인 진찰이 필요한 케이스 등은 다른 병원 혹은 다른 과로 소개하는 것이 필요하다. 여기 있는 표현을 사용하여 의뢰서(referral)를 환자에게 전달한다.

주소지 근처의 병원에 의뢰서를 썼습니다.

I'll give you a letter of referral to take to your local hospital.

○○ 병원에서의 수술이 필요합니다.

You need to undergo surgery at ○○ Hospital.

의뢰서를 썼으니까 ▭ 에서 진찰 받으십시오.

I'll give you a letter of referral to take to the ▭ Department.

▭ 의 예 정형외과 orthopedic 안과 ophthalmology

어휘 referral 의뢰서(추천서)

상급 표현 의뢰서를 썼으니까 거기서 계속 치료를 받으십시요.
I'm going to give you a letter of referral so that you can continue your treatment at another hospital.

재진일 결정하기

경과를 보기 위해 혹은 치료를 위해 재진이 필요한 경우 다음 진료일을 결정한다. (형편이 되는 때) 라고 말할때는 "at your earliest convenience" 라는 편리한 어휘가 있다.

진료 예약을 하고 귀가 하십시오.

Please make an appointment for your next visit before you go home.

무슨 요일이 편리하십니까?

Which day would be convenient for you?

예약시간에 ▬ 가 있으면 전화해 주십시오.

Please call us if you need to ▬ .

다음은 2주 후에 오시기 바랍니다.

Come see me again in two weeks.

▬ 의 예 스케줄 변경 reschedule
예약 취소 cancel your appointment

상급 표현

나의 진료시간은 월요일, 수요일 오전 9시 - 오후 1시까지 입니다.

My consultation hours are from 9 a.m. to 1 p.m. on Mondays and Wednesdays.

일주일 후 수요일 10시에 오실수 있으십니까?

Can you come at 10 o'clock next Wednesday?

질문이 없는지 묻기

근래에는 second opinion을 듣기 위해 내원하는 환자가 많고 의사들이 권하는 경우도 적지 않다.

무언가 질문이 있으시면 걱정하지 말고 말씀하십시오.

Please don't hesitate to ask if you have any questions.

질환이나 치료에 대하여 무언가 걱정되는 것이 있으십니까?

Is there anything that's worrying you about your condition or treatment options?

무언가 잘 모르시는 것이 있으십니까?

Is there anything you're not clear about?

치료 방침에 신경이 쓰이시면 다른 선생님의 의견을 들어보시겠습니까?

If you are concerned about the course of treatment, would you like to hear what another doctor has to say?

어휘 do not hesitate to... 걱정하지 말고~하다.

상급 표현 다른 의사의 의견을 듣고 싶으면 언제든지 정보를 제공하겠습니다.

If you want a second opinion from another doctor, I can provide you with the necessary information anytime.

동의서 받기

근래에는 소송 등의 건수가 증가하고 동의서(nformed consent)를 받는 것이 중요하게 되었다. 특히 외국인 환자에 대해서는 확실하게 동의서를 받을 필요가 있다.

이 서류를 읽고 동의 하시면 여기에 사인해 주십시오.

Please read the form carefully and sign here to give your consent.

이 동의서에 납득하시면 사인해주십시오.

If you consent to the treatment, please sign here.

임상시험에 참가하고자 하시면 서명 부탁합니다.

If you agree to take part in the clinical trial, please sign here.

어휘 consent 동의 consent to... ~에 동의하다.
clinical trial 임상 시험

귀가 인사

환자와 헤어질 때의 인사이다. 웃는 얼굴로 말한다.

빨리 회복하십시오.

I hope you feel better soon.

조심해서 돌아가십시오.

Take care on your way home.

어휘 on one's way home 귀가길